# LA RÉSILIENCE



Apprenez à utiliser votre esprit en votre faveur pour gérer toutes les crises, pour réussir et atteindre la sérénité.

Angelo Giardino

# SOMMARIE

# Introduction

Trouver un moyen de faire face aux événements négatifs qui perturbent notre vie n'est pas du tout facile, surtout lorsque leur présence déclenche en nous la douleur et la souffrance, qui à leur tour nous poussent vers l'oubli. Cependant, même dans les situations les plus difficiles, même dans les conditions les plus horribles, il est toujours possible de trouver quelque chose à quoi s'accrocher, qui nous permet de voir une lueur de lumière au bout du tunnel et qui nous aide à surmonter cet obstacle apparemment insurmontable. Même lorsqu'il s'agit des camps de concentration nazis, l'une des pires inventions de l'être humain, il existe des témoignages d'hommes qui n'ont pas jeté l'éponge et ne sont pas devenus des victimes du désespoir. **Viktor Emil Frankl,** médecin et philosophe autrichien, est la preuve vivante que l'attitude d'une personne peut affecter le sort de sa vie et de son avenir.

Pendant l'occupation nazie, plus précisément de 1942 à 1945, Frankl a été emmené dans pas moins de quatre camps allemands, dont Dachau et Auschwitz. Une fois la Seconde Guerre mondiale terminée, Frankl décide de publier le livre "Le psychologue dans les lagers" (Verlag für Jugend und Volk, 1946), dans lequel il consigne toutes ses réflexions sur ces années passées loin de tout et de tous. Dans l'un des passages du texte, le médecin a écrit :

Soudain, je me vois dans un amphithéâtre : bien éclairé, beau, chaleureux : je suis sur le podium. Devant moi, un public intéressé et attentif, assis sur des chaises confortables - et je parle. Je parle et donne un cours de psychologie sur le camp de concentration ! Et tout ce qui me tourmente et m'opprime est objectivé, vu et décrit d'un point de vue scientifique supérieur. Je parviens ainsi à me placer, en quelque sorte, au-dessus de la situation, au-dessus du présent et de sa douleur, en le regardant comme s'il s'agissait du passé et comme si j'étais moi-même, avec toutes mes douleurs, l'objet d'un examen psychoscientifique intéressant, que je réalise moi-même."

Et il a poursuivi en citant le grand philosophe néerlandais :

"Que dit Spinoza dans son Éthique ? "Une motion de l'esprit, qui est une souffrance, cesse d'être une souffrance, dès que nous en avons une idée claire et distincte. Ceux qui ne peuvent plus croire en l'avenir, en leur avenir, dans un camp de concentration sont perdus. [...] C'est grâce à sa propre vie intérieure que le prisonnier a pu se protéger du vide, de la désolation et de la pauvreté spirituelle de son existence."

Frankl avait compris que pour survivre, il était nécessaire de rechercher une stimulation continue, ainsi que d'idéer, de rêver et de fantasmer, indépendamment de la réalité qui se présentait à ses yeux. Dans son livre, en effet, il énumère une série de gestes quotidiens qui l'encouragent à continuer, toujours et dans tous les cas : des actions telles que se donner des tâches, se fixer des objectifs, conserver son indépendance d'esprit, contenir ses impulsions émotionnelles et utiliser son imagination pour s'extraire du monde alimentent son espoir de sortir de cet enfer tôt ou tard.
En bref, ce que Frankl essayait de faire pendant son enfermement, c'était adapter, d'absorber sans abandonner, un concept qui peut se résumer en un mot : **RESILIENCE**.

Le terme "résilience" n'est entré que récemment dans notre vocabulaire courant, bien qu'il figure depuis longtemps dans les dictionnaires. Ce qui a favorisé sa diffusion c'est la nouvelle mais puissante signification qui lui a été attribuée plus récemment : la résilience, en effet, représente la capacité de réagir face aux difficultés, de les dépasser, de surmonter avec succès tout obstacle qui se dresse sur notre chemin. La résilience est le mot d'ordre du jour, notre mantra quotidien, qui nous aide à affronter le passé, le présent et l'avenir avec plus de facilité et de conscience. Sans résilience, nous ne serions pas en mesure de profiter de toutes les opportunités de la vie et d'en saisir les leçons pour construire une meilleure image de nous-mêmes.

La résilience est précisément le fil conducteur de cette deuxième partie du livre, un manuel de vie destiné à vous aider à en saisir pleinement l'essence.

# LA CONNAISSANCE

## LE CONCEPT DE RÉSILIENCE

### Signification et diffusion du mot "résilience"

Villes, théâtres, arbres, plantes et même les parties les plus intimes de son corps : **la résilience** a désormais envahi nos vies et ne semble pas vouloir s'en aller. Un mot aussi simple, que l'on ne rencontrait jusqu'à récemment que dans les textes de physique et de mécanique, est désormais omniprésent et possède un fort pouvoir verbal et psychologique. Elle touche à tout, du bien-être à la beauté, du cœur à l'esprit, de l'art à la technologie. Pour se faire une idée du phénomène, il suffit de regarder les phrases partagées sur les différents réseaux sociaux ou celles tatouées sur le corps des gens, qui en font une véritable devise de vie.

Mais qu'est-ce que la résilience ?

Commençons par le début. Le terme **résilience** vient du latin *resilire,* composé du préfixe *re-* + le verbe *salire* qui signifie rebondir, faire un bond en arrière. À l'origine, le mot *resalio* désignait l'action de remonter sur un navire précédemment chaviré. Récemment, cependant, il a pris une signification purement symbolique, surtout dans la sphère psychologique : il représente l'action d'aller de l'avant, de vivre sans abandonner face à l'adversité. Dans le langage courant, la

**résilience** est comprise comme la capacité d'un individu ou d'un objet à réagir à un épisode inattendu, à "résister" à une éventuelle panne, en encaissant et en faisant face aux différents obstacles qui se présenteront tout au long de son parcours ou de son cycle de vie. L'un des plus grands philosophes chinois, **Confucius**, a simplifié la compréhension du concept de **résilience** par ces mots simples : "Notre plus grande gloire n'est pas de ne pas échouer, mais de nous relever à chaque fois que nous tombons". Il était en effet dans son intérêt d'essayer de fournir des orientations permettant à l'homme de mener son existence de la meilleure façon possible, en tenant compte des aspects fondamentaux de sa nature.

En substance, nous pouvons dire que la **résilience** est la capacité d'une personne à "faire face à l'apparition de l'adversité avec ténacité et astuce, en se mettant d'abord à l'abri de ses effets potentiellement destructeurs et, ensuite, en réorganisant sa vie en en tirant parti, en saisissant les opportunités et en apprenant d'elles". [1] Il s'agit d'une capacité innée, d'une qualité naturelle sans laquelle un individu ne pourrait pas se construire et poursuivre sa vie. Pour être **résilient**, il ne suffit pas de réagir et de résister aux pressions de l'environnement extérieur, il faut agir activement, "continuer" malgré les difficultés. Bien qu'il s'agisse d'une caractéristique incontournable de l'être humain, la résilience ne le rend pas invincible : par exemple, il peut y avoir des moments - ou des périodes - où le choc ou la douleur sont très

[1] Antonio Guadagno, "Introduzione al concetto di Resilienza", in <https://www.seneta.it/2018/11/introduzione-al-concetto-di-resilienza/>, 17 novembre 2018

difficiles à tolérer, créant une instabilité et une vulnérabilité durables chez la personne.

Comme nous l'avons déjà mentionné, ce n'est que plus récemment que le concept de résilience a dépassé sa signification purement technique pour devenir un puissant stratagème de motivation à la portée de tous.

Mais quand est-ce que tout a commencé ?

La popularisation du terme "résilience" a commencé soudainement, au début du 21e siècle. Il s'agissait d'un processus rapide et immédiat qui, toutefois, passait par des phases distinctes. À l'origine, la résilience décrivait la capacité d'un matériau à absorber l'énergie lorsqu'il est soumis à une déformation élastique. En bref, il ne se briserait pas en cas d'impact ou de collision. La résilience, ainsi comprise, représente l'un des nombreux types de résistance liés aux propriétés mécaniques des matériaux. En entrant dans le langage courant, le mot résilience s'est progressivement éloigné de sa signification purement technique. La résilience ne se limite plus à décrire une caractéristique spécifique de la physique, mais est également comprise comme la capacité de tout système à faire face à des événements ou des situations qui portent atteinte à son équilibre. En psychologie, par exemple, elle indique la capacité d'un individu à réagir à des situations douloureuses et traumatisantes sans développer de troubles mentaux pathologiques ; en écologie, en revanche, elle désigne la capacité d'un écosystème à fonctionner malgré des situations stressantes. Le terme se retrouve également dans l'informatique, l'économie et les sciences sociales. Pourtant, son utilisation reste encore "sous contrôle" : la diffusion du terme "résilience" n'est en effet pas très éloignée de celle d'autres concepts, tels que le **choc** et **l'équilibre**.

Souvent, au fil du temps, certains termes spécifiques à un domaine sont également utilisés dans d'autres disciplines scientifiques, notamment dans un sens figuré qui ajoute normalement d'autres ou de nouvelles significations à des mots déjà existants. Toutefois, ce n'est que ces dernières années que la situation a éclaté. L'*Accademia della Crusca* identifie 2011 comme l'année qui a vu "une utilisation plus désinvolte de la résilience". "Depuis lors, écrit-elle, le substantif - ainsi que l'adjectif correspondant résilient - circule dans les médias imprimés et numériques, surfant sur l'attrait "métaphorique" particulier qu'il est capable d'exercer." [2]

La résilience est désormais sur toutes les lèvres, à tel point qu'elle est devenue un *buzzword,* c'est-à-dire un mot-clé qui correspond à un nouveau concept "à la mode". Des mots tels *qu'Internet, Web 2.0 et réseaux* sociaux sont tous des exemples de mots à la mode liés, toutefois, au monde de la technologie. En un mot, le terme "résilience" a pris un sens évocateur, polyvalent et, à certains égards, même magique, dont le sens littéral s'écarte considérablement du sens figuré. Par le simple fait d'être prononcée, il apporte de l'énergie, de la force et de la profondeur au discours, bien qu'il puisse représenter différentes qualités. Par exemple, nous imaginons un Copenhagois résilient comme étant beau, charmant et très écologique, tandis que nous imaginons un retraité résilient comme étant alerte, énergique et têtu. En fait, face au terme résilient, une série de termes positifs émergent dans l'esprit des gens, selon les circonstances, qui soulignent la capacité de

---

[2] Simona Cresti, Accademia della Crusca, “L'elasticità di resilienza”, in <https://accademiadellacrusca.it/it/consulenza/lelasticita-di-resilienza/928>, 12 dicembre 2014

cette personne ou de cette situation à s'adapter sans changer de traits de caractère. Ce qui était conçu à l'origine comme un concept mécanique très simple est devenu un idéal éthique et moral très important, peut-être difficile à atteindre, mais auquel nous devrions tous aspirer.

L'évolution de la signification de la résilience a été similaire à celle du mot anglais du même nom - *resilience* - dans les pays anglophones, s'étant répandue d'abord comme un terme scientifique multidisciplinaire, puis comme un concept clé à garder à l'esprit dans la vie quotidienne. L'exemple flagrant qui témoigne de la présence de la résilience dans notre vie quotidienne est celui des déclarations faites par les entraîneurs sportifs américains lors de leurs conférences de presse d'après-match : "L'équipe a été résiliente" est une phrase typique dans le cas d'une remontée inattendue ou d'un redressement des adversaires qui ne s'est toutefois pas transformé en victoire. Par conséquent, nous ne pouvons que nous demander s'il n'y a pas autre chose derrière son grand succès et sa popularité, peut-être quelque chose lié au moment historique et culturel que nous vivons. Malheureusement, nous ne pouvons pas donner de réponse scientifique à cette question. Cependant, ce que nous savons, c'est que, normalement, le langage change en fonction de son contexte social. Ainsi, derrière ce "besoin de résilience", il y a probablement des besoins plus importants que nous partageons tous, comme celui de réagir positivement à une crise économique, ou à une difficulté, ou à une période de rupture radicale avec le passé.

Une grande partie du pouvoir des *buzzwords* provient de leur mystérieuse mais efficace charge émotionnelle, plus précisément de ce que l'on définit en linguistique comme la **signification sociale** : l'ensemble des sentiments qu'un mot est capable de véhiculer et qui, cependant, n'a pas grand-chose à voir avec son contenu logique. Bien qu'il soit peu considéré par les universitaires et les grammairiens, le sens social est un facteur indispensable pour saisir le fort impact que certaines expressions ou phrases ont sur la vie quotidienne. À cet égard, la scène finale du film *The Founder* de **John Lee Hancock** - l'histoire entrepreneuriale du légendaire géant américain McDonald's - convient parfaitement. Lorsque Ray Kroc, le créateur de la chaîne, se tourne vers Dick McDonald, l'un des deux propriétaires du restaurant qui, aigri, voit tous ses rêves anéantis, il lui dit : "Le secret de la réussite n'est pas dans le système. Elle réside dans ce nom. *McDonald's*. Il n'a pas de barrières, pas de limites. Ça peut être tout ce que tu veux." Une explication singulière et inhabituelle qui, pourtant, représente l'essence de sa déclaration... Tout comme celle de la **résilience**.

## La résilience en psychologie

En général, en psychologie, la résilience est définie comme "la capacité d'un individu à s'adapter positivement à une condition négative et traumatisante." [3] En un mot, ce que le grand **Friedrich Nietzsche** a résumé par l'expression : "Ce qui ne le tue pas le rend plus fort." **La résilience psychologique** est donc la capacité d'une personne à faire face avec succès à des événements stressants et/ou traumatisants qui provoquent, par conséquent, des sentiments négatifs, de la souffrance et de l'angoisse. Une personne résiliente est non

[3] Ilaria Randi, "Resilienza: Come Metterla in Pratica?", in <https://www.my-personaltrainer.it/benessere/resilienza.html>, 6 febbraio 2020

seulement capable de se rétablir, mais elle devient aussi plus forte et tend à réorganiser sa vie de manière positive.

Nous vivons tous des traumatismes au cours de notre vie, qu'ils soient petits ou grands, et nous devons vivre avec. Par traumatisme, nous entendons un événement particulièrement pénible ou perturbant qui limite notre capacité à réagir et à surmonter la situation, car il diminue la perception que nous avons de nous-mêmes et nous empêche de vivre de nombreuses émotions et expériences. Le terme " traumatisme " dérive du mot grec τραῦμα, -ατος, signifiant " blessure ", " rupture ", qui contient en lui un double sens : il désigne la blessure physique avec lacération, mais aussi le choc violent subi par l'ensemble de l'organisme. À l'origine, le terme "traumatisme" n'était utilisé que dans les disciplines médicales et chirurgicales. À partir du XIXe siècle, il a également été appliqué en psychologie clinique et en psychiatrie pour indiquer l'effet délétère d'un stimulus donné sur la capacité d'un individu à y résister et à le contrer. Les premiers à parler de traumatisme dans ce sens sont **Pierre Janet et Jean-Martin Charcot**, deux éminents médecins français. Selon Janet, le traumatisme psychologique "est un événement qui, en raison de ses caractéristiques, est "non intégrable" dans le système psychique antérieur de la personne, menaçant de fragmenter la cohésion mentale." [4] L'expérience traumatique peut donc rester séparée du reste de l'expérience psychique, générant une "symptomatologie dissociative". Charcot, quant à lui, a découvert que l'apparition de l'hystérie traumatique était provoquée par la présence d'un choc très fort. En particulier,

[4] Giornale State of Mind, "Trauma - Esperienze Traumatiche", in < https://www.stateofmind.it/tag/trauma-esperienze-traumatiche/ >

Charcot s'est rendu compte que les paralysies hystériques post-traumatiques de l'individu n'étaient pas toujours dues à des lésions organiques, mais pouvaient aussi survenir à la suite d'un puissant choc psychique.

Les événements qui tendent à provoquer un traumatisme psychologique chez l'individu peuvent être de nature différente. Elles comprennent non seulement des conditions extrêmes et hors du commun, mais aussi des expériences mineures, telles que la négligence, le manque d'affection et le manque de respect, qui affectent la sécurité, l'estime de soi, le sentiment d'adéquation et les valeurs de l'individu. On distingue les "traumatismes mineurs" ou "T", c'est-à-dire les expériences perturbantes pour l'individu, mais caractérisées par une perception plutôt légère du danger, et les "traumatismes majeurs" ou "T", c'est-à-dire les situations ou événements qui menacent l'intégrité physique ou entraînent la mort de l'individu et/ou de ses proches, tels que les catastrophes naturelles, les abus et les accidents. Bien que tout le monde ne subisse pas de traumatismes psychologiques majeurs au cours de sa vie, tout le monde subit tôt ou tard des traumatismes mineurs. Pour certains, il a pu être particulièrement traumatisant d'avoir été humilié par leur instituteur, pour d'autres d'être quittés par leur partenaire de toujours ou de perdre leur emploi à un moment difficile, et pour d'autres encore de divorcer ou de perdre un parent proche. Lorsqu'un stimulus **interne** - tel qu'une émotion ou une sensation - ou **externe** - tel qu'un objet ou un comportement d'autrui - évoque la situation traumatique, le système de défense de la personne se met en marche et interrompt toutes les autres activités en cours : "la personne n'est alors plus en mesure de poursuivre ses activités quotidiennes et se trouve à la merci d'une activation neurovégétative extrême et non régulée". [5] Dans une telle situation, notre corps peut réagir de trois manières différentes : il peut tenter de s'échapper, il peut décider d'attaquer ou il peut se figer. En tout cas, la possibilité de pouvoir raisonner rationnellement est pratiquement impossible. En général, comme nous le verrons dans le prochain chapitre, certaines parties de notre cerveau, dès qu'un danger est perçu et, donc, lorsque nous avons **peur**, activent tout un processus automatique visant à sauvegarder notre bien-être et notre survie.

Bien que les traumatismes aient un impact très fort sur nos vies, certaines personnes parviennent à bien y réagir car elles sont **résilientes**. Les personnes résilientes sont non seulement capables d'accepter les événements qui se présentent à elles, mais aussi d'en sortir victorieuses. Les personnes résilientes, en effet, ne baissent pas les bras face aux difficultés. Au contraire, elles trouvent la motivation pour continuer, mais pas seulement : elles sont capables de transformer chaque épisode douloureux, chaque événement négatif, en " une source d'apprentissage qui leur permet d'acquérir des compétences utiles pour améliorer leur vie". [6]

Comme nous l'avons déjà dit, cette prédisposition à réagir vit dans chaque être humain : la résilience est une arme puissante mise à la disposition de tous. Cependant, elle n'est pas toujours activée et, surtout, elle ne conduit pas toujours à des effets positifs et satisfaisants. La résilience d'une personne est conditionnée par plusieurs facteurs. La présence de ces facteurs explique pourquoi certaines personnes sont capables

---

[5] Giornale State of Mind, op. cit.

[6] Ilaria Randi, op. cit.

de surmonter un traumatisme ou une situation de grand stress émotionnel sans en subir les effets négatifs à moyen ou à long terme, tandis que d'autres succombent au poids encombrant que l'événement entraîne, allant dans certains cas jusqu'à développer de graves pathologies psychiques. Quels sont donc les facteurs qui influent sur la résilience des personnes ?

Analysons-les un à un.

### A. Les facteurs sociaux

La résilience d'un individu est grandement influencée par le **contexte social** dans lequel il vit. En particulier, les personnes qui ont réussi à bien s'intégrer dans leur contexte social et à en recevoir le soutien surmontent plus facilement et avec plus de succès les événements négatifs de leur vie.

### B. Les facteurs relationnels

A résilience est également liée à **la qualité des relations** créées et entretenues par l'individu, avant et après l'épisode négatif ou traumatique. En particulier, il est important que la famille et les amis apportent leur **soutien et leurs encouragements**, tant pratiques qu'émotionnels, pour être en mesure de produire une réponse résiliente.

### C. Les facteurs individuels

Par facteurs individuels, nous entendons les particularités qui excellent chez l'individu et qui peuvent être utilisées pour faire face à un événement particulièrement stressant ou traumatisant. Les personnes résilientes ont plusieurs caractéristiques en commun, notamment l'optimisme, l'estime de soi, *la capacité à résoudre les problèmes*, le sens de l'humour, *les stratégies d'adaptation* et l'empathie.

### 1. L'optimisme

Une personne optimiste perçoit les événements négatifs et les problèmes qui en découlent comme quelque chose de passager et d'éphémère, bien qu'elle soit consciente qu'ils feront toujours partie de sa vie. Il faut se garder de confondre optimisme et minimisation : l'individu optimiste est conscient des situations négatives et ne les minimise pas, il sait simplement qu'elles peuvent être surmontées. Une attitude optimiste amène les gens à "mieux encaisser les coups" et à ne pas s'effondrer face à l'adversité.

### 2. L'estime de soi

Les personnes qui parviennent à maintenir un niveau élevé d'estime de soi font face aux difficultés et à l'adversité de manière constructive, sans se laisser écraser par les circonstances. Au contraire, les personnes qui possèdent une personnalité fragile et peu sûre d'elles sont plus vulnérables sur le plan émotionnel et ont tendance à craquer plus facilement, à s'autocritiquer et à se sous-estimer. Par conséquent, face à des contextes négatifs, ils auront du mal à réagir et à surmonter les difficultés. Ces dernières années, des études neuroscientifiques ont montré que l'estime de soi et la confiance en soi sont essentielles pour surmonter les moments difficiles et réussir, mais aussi pour limiter l'apparition de troubles mentaux et pathologiques, tels que la démence et la maladie d'Alzheimer.

### 3. La capacité à résoudre les problèmes

Par *problem solving* - en français "résolution des problèmes" - on entend la capacité d'aborder et de surmonter des obstacles rapidement, concrètement et efficacement. Lorsqu'un problème survient, l'individu qui possède cette compétence est non seulement capable d'examiner la situation avec lucidité, mais aussi de trouver plusieurs solutions en peu de temps, sans s'agiter ni paniquer. Un problème n'est rien d'autre que "la situation dans laquelle se trouve un être vivant, qui souhaite passer d'un état donné à un état désiré, mais ne peut y parvenir par une action instinctive ou un comportement appris." [7] Ainsi, le terme anglais *problem solving* indique le processus cognitif activé pour étudier cette situation et trouver des solutions alternatives.

### 4. Le sens de l'humour

Le sens de l'humour est la capacité à réagir aux événements désagréables de la vie avec ironie et autodérision. Bien que le sens de l'humour implique une certaine dose de comédie, il ne doit pas être compris comme une tentative de "dévaloriser" ou de "ridiculiser" des situations négatives et traumatisantes, mais plutôt comme la propension à garder une certaine distance par rapport à celles-ci et à agir rationnellement afin de résoudre plus facilement les problèmes rencontrés. En outre, le sens de l'humour aide les gens à "recadrer l'émotion associée à l'événement traumatique, facilitant ainsi la communication et le partage de l'événement négatif avec les autres." [8]

### 5. Les stratégies d'adaptation

En psychologie, le concept anglais de *coping* - en français " affronter ", " faire face " ou " s'en sortir " - est utilisé pour

---

[7] Lavorare a Scuola, "Nuove metodologie didattiche: il Problem Solving", in <https://www.lavorareascuola.it/problem-solving/>, 9 giugno 2017

[8] Ilaria Randi, op. cit.

indiquer certaines attitudes adoptées par les personnes afin de contrôler, désamorcer et résoudre des conflits et des situations particulièrement stressantes. Le comportement adopté et les "stratégies d'adaptation" mises en œuvre sont influencés par plusieurs variables : le type et l'ampleur du problème, les circonstances dans lesquelles il survient et les caractéristiques de la personne. Comme on peut le percevoir, en effet, "les combinaisons de réponses qui peuvent être mises en œuvre sont réellement nombreuses et dépendent en partie à la fois de la personnalité de l'individu et de l'environnement social dans lequel le problème se manifeste." [9]

### 6. L'empathie

Dans le dictionnaire *Treccani*, l'empathie est définie comme "la capacité de comprendre l'humeur et la situation émotionnelle d'une autre personne, de manière immédiate, principalement sans recourir à la communication verbale". Plus précisément, le terme désigne les phénomènes de participation et d'identification intimes par lesquels la compréhension esthétique se réalise". En un mot, c'est la capacité de percevoir et de comprendre profondément les émotions des autres. L'empathie permet non seulement aux êtres humains d'élargir leur vision du monde, en assimilant les différentes expériences des autres, mais elle apporte également un "avantage social" important, car elle favorise la solidarité et la coopération. En effet, reconnaître les émotions des autres et les faire siennes facilite les interactions, tant dans le cas de situations positives que négatives. Enfin, l'empathie améliore également les choix

---

[9] Ilaria Randi, "Coping: Cos'è e A Cosa Serve", in <https://www.my-personaltrainer.it/benessere/coping.html>, 2 novembre 2020.

moraux et éthiques des personnes : "Si nous avons fait l'expérience de la douleur, il sera plus difficile de vouloir l'infliger aux autres, alors que si nous avons fait l'expérience de la joie, il sera plus facile de se réjouir du bonheur des autres." [10]

Pour être une personne résiliente, il n'est pas nécessaire de posséder toutes les caractéristiques énumérées ci-dessus, mais si l'on possède ne serait-ce que certaines d'entre elles, il est plus probable que l'on ait une forte résilience intérieure.

[10] Severino Cirillo, "Empatia: cos'è e perché non devi ignorarla per avere successo nella vita", in <https://www.efficacemente.com/relazioni/empatia/>, 24 gennaio 2019

## La résilience chez les enfants

Usqu'à présent, nous avons parlé de la résilience chez l'individu adulte. Dans cette section, nous allons cependant parler de la résilience chez les enfants.

Lorsqu'il s'agit de mettre la résilience en pratique, il semble que les enfants soient plus avantagés. En effet, ils sont normalement capables de faire face aux changements et de s'y adapter plus facilement que les adultes. Les adultes, en effet, sont conditionnés par les nombreuses expériences qu'ils ont vécues et la vision du monde qu'ils ont construite au fil des ans, notamment sur l'environnement et les personnes qui les entourent. Des études récentes ont montré que même les enfants qui ont subi des traumatismes violents dans le passé sont néanmoins capables de réagir et de grandir en forme et en bonne santé, en établissant des relations stables et en sculptant leur personnalité de la meilleure façon possible ; en outre, ils sont capables de remporter des succès importants, tant à l'école qu'au travail, comme tous les autres enfants.

La naïveté et la tendance naturelle à "savoir" rendent l'enfant plus résilient, surtout au cours de ses premières années. Cependant, avec le temps et l'accumulation d'expériences - surtout négatives - la "charge" de résilience de l'enfant s'érode et, dans la plupart des cas, s'affaiblit. C'est pourquoi il est important d'aider les enfants à développer leur résilience dès leur plus jeune âge afin qu'ils puissent, une fois adultes, faire face plus facilement aux situations stressantes et négatives qui se présenteront sur le chemin de l'âge adulte.

*L'American Psychological Association* (APA), l'association professionnelle représentant les psychologues aux États-Unis d'Amérique, a résumé en dix points quelques suggestions à prendre en compte pour créer un mode de vie résilient chez les enfants.

1. Il est important que l'enfant **crée des liens** et développe son **empathie**, au lieu de se sentir toujours en compétition avec les autres. Comme nous l'avons vu, l'empathie permet à l'enfant de compatir et de ressentir les mêmes émotions que la personne en face de lui. Cela lui permet non seulement de voir les situations sous un angle différent, mais aussi de nourrir sa propre résilience intérieure.
2. Il est important que l'enfant adopte une **attitude de soutien et d'aide** envers les autres. L'enfant qui est utile aux yeux des autres sera non seulement capable d'établir des relations plus profondes et plus stables, mais aussi de demander de l'aide en cas de besoin. Si l'enfant s'habitue à demander de l'aide dès son enfance, il le fera également à l'âge adulte et obtiendra plus facilement le soutien et l'appui de son entourage et se sentira ainsi moins seul.
3. Il est important que l'enfant se crée une **routine quotidienne**, ce qui peut l'aider à mieux gérer son temps et ses activités. Si vous apprenez à votre enfant à mieux se maîtriser, dans un moment de difficulté, il ne paniquera pas et tentera de résoudre la situation de manière rationnelle.
4. Il est important que l'enfant apprenne à prendre du **temps pour lui.** En l'habituant à faire une pause lorsqu'il est fatigué, on l'aide à se débrancher, à sortir

de la routine quotidienne et à se détendre, à se changer les idées et à voir les choses de manière plus critique.

5. Il est important d'apprendre à l'enfant à **prendre soin de lui-même**. Il est important qu'il apprenne à s'écouter, à écouter ses besoins et ses exigences, notamment lorsqu'il ne se sent pas à l'aise ou calme dans une situation particulière.

6. Il est important que l'enfant se concentre sur certains **objectifs**. Si l'enfant perçoit qu'il a des objectifs au cours de sa journée, à condition qu'ils soient adaptés à son âge et à ses capacités, il sera plus actif et plus déterminé à les atteindre. Cela lui permettra de comprendre qu'avec de l'engagement et de la persévérance, il peut recevoir des récompenses personnelles importantes, ce qui renforcera encore sa résilience.

7. Il est important que l'enfant se construise une **image positive de lui-même**. Si l'enfant prend conscience de toutes ses petites et grandes réalisations, mais aussi des obstacles et des défis qu'il a réussi à surmonter, il se sentira plus fort et plus courageux pour affronter les situations futures.

8. Il est important d'offrir à l'enfant **toutes les perspectives** possibles et **tous les scénarios** qui peuvent se produire. Normalement, les enfants ne sont pas capables de comprendre certains comportements et événements. Si l'on donne un aperçu de la situation, y compris des conséquences à moyen et long terme, il sera plus facile de comprendre ce qui se passe autour d'eux et de tirer des conclusions réelles et concrètes.

9. Il est important que les enfants soient guidés sur **le chemin de la connaissance de soi** : les enfants ne connaissent pas de nombreuses facettes d'eux-mêmes et de leur caractère, notamment parce que beaucoup d'entre elles doivent encore se développer. Par conséquent, les aider à se comprendre et à comprendre leur comportement dans certaines situations ou dans de petites adversités peut les conduire à une plus grande conscience de soi et, par conséquent, à une connaissance plus approfondie de leurs propres particularités.
10. Il est important que l'enfant apprenne à accepter le **changement** comme faisant partie de la vie. Le changement effraie tout le monde, car il fait voler en éclats l'équilibre précaire créé jusque-là. Il est donc nécessaire que les enfants commencent à la considérer comme une opportunité, comme une chance de renaissance, mais aussi comme une chance de grandir et d'expérimenter quelque chose de nouveau.

Voici les dix conseils de l'APA pour aider les parents et les adultes à favoriser la résilience chez les enfants. Cependant, ce ne sont pas les seuls à prendre en compte. Un autre indice important sont les **7 C** proposés par **Kenneth Ginsburg**, professeur américain et pédiatre à l'école de médecine de l'université de Pennsylvanie, dans son livre *Building resilience in children and teens* (American Academy of Pediatrics, 2011). Selon Mme Ginsburg, il existe **sept facteurs principaux** qui influencent la résilience des enfants, tous commençant par la lettre C

- **LA COMPETENCE** ("compétence") : l'enfant, pour acquérir de nouvelles compétences, doit vivre des expériences concrètes, afin qu'il commence à faire confiance à son propre jugement, à faire des choix responsables et à affronter les difficultés avec plus de conscience ;

- **LA CONFIANCE** ("confiance", "sécurité") : l'enfant a besoin d'avoir confiance en ses capacités et ses compétences pour pouvoir faire face plus facilement aux défis de la vie, il est donc important d'entretenir la confiance en soi.
- **LA CONNECTION** ("connection", "lien") : l'enfant qui a des liens étroits avec son entourage (famille, amis, communauté) a plus de chances de se sentir aimé et soutenu en cas de difficulté (et donc de demander plus naturellement de l'aide) ;
- **LE CARACTERE** ("caractère") : l'enfant doit développer son caractère de manière à avoir un sens aigu du "bien ou du mal", afin de rester fidèle à ses valeurs, de choisir consciemment et de devenir un adulte cohérent et équilibré ;
- **LA CONTRIBUTION** ("contribution") : En apportant sa contribution dans la famille, à l'école ou dans la communauté, l'enfant renforce son estime de soi, ses compétences et son caractère ; non seulement il continuera à accomplir ces actions, mais il en introduira de nouvelles, poussé par le désir de se sentir utile, épanoui et satisfait ;
- **LE CALIBRAGE** ("affronter", "tenir tête" o "faire face") : Comme nous l'avons vu dans la section précédente, pour se protéger des situations déstabilisantes et dangereuses, l'enfant doit développer un large répertoire de stratégies positives et flexibles pour faire face aux situations difficiles et ainsi réduire le stress ;

- **LE CONTRÔLE** ("contrôle") : Lorsque l'enfant réalise qu'il peut contrôler les résultats, les décisions et les actions, il est susceptible de trouver la force de se remettre d'une "mauvaise" situation. À l'inverse, si les parents prennent toutes les décisions à sa place, l'enfant ne pourra pas apprendre ce qu'est le contrôle intérieur, car tout lui sera imposé de l'extérieur.

## Pour conclure

Dans ce chapitre, nous avons défini le concept de résilience, notamment dans le domaine de la psychologie, et nous avons vu certaines des caractéristiques que les adultes et les enfants possèdent (ou devraient posséder) afin de renforcer leur résilience. Dans le chapitre suivant, cependant, nous nous pencherons sur le siège de nos impulsions, émotions et pensées, le cerveau. Nous nous pencherons en particulier sur l'une de ses propriétés les plus importantes et les plus fascinantes découvertes à ce jour, la plasticité cérébrale, et nous étudierons le concept de stress psychologique et les différentes étapes permettant de devenir plus résistant au stress.

# Cerveau et Plasticité Cérébral

## Le cerveau : une machine complexe

Depuis sa découverte, le **cerveau** et la **pensée** ont toujours fait l'objet d'un grand intérêt de la part des philosophes et des chercheurs dans le passé. Dès le IVe siècle avant J.-C., des penseurs tels qu'Aristote et Platon ont commencé à s'interroger sur leurs fonctions et, plus simplement, à se demander si l'esprit faisait partie du cerveau ou était un reflet de l'âme. Pourtant, les découvertes faites jusqu'à présent n'ont pas suffi à comprendre toutes les particularités de cette machine complexe, qui reste encore un grand mystère.

Aujourd'hui, nous savons que le cerveau est un produit de l'évolution qui s'est affiné au fil du temps et a pris la forme que nous connaissons tous. En outre, nous savons que le cerveau est "le centre de contrôle du système nerveux de tous les vertébrés et de la plupart des invertébrés". [11] Qui s'est développée à travers des étapes bien précises. En outre, nous savons que l'esprit est un produit du cerveau et, plus précisément, qu'il est "un système complexe de traitement de l'information neuronale qui construit des modèles mentaux du monde physique et social et poursuit des objectifs essentiellement liés à la survie et à la reproduction dans un

---

[11] Marco Magrini, “Cervello. Manuale dell'utente: Guida semplificata alla macchina più complessa del mondo”, Giunti Editore, 2017

environnement pré-moderne". [12] L'esprit est la partie du cerveau qui traite les informations et génère la pensée. L'information qui parvient au cerveau n'est pas pertinente en soi, c'est son traitement qui fait la différence. Lorsque la conscience des informations reçues de l'environnement extérieur émerge, l'esprit est activé et agit en conséquence : "non seulement nous voyons une règle devant nous, mais nous pouvons la décrire, tendre la main pour la prendre, déduire qu'elle peut servir à relever un volet cassé ou compter ses encoches." [13]

Nous pouvons considérer le cerveau comme un ordinateur puissant, qui, la plupart du temps, est capable de modifier son propre matériel de manière autonome. Le *hardware* du "cerveau", composé principalement d'atomes et de molécules adaptatives, contient plus de quatre-vingt milliards de neurones. Chaque neurone peut s'activer et envoyer des signaux aux neurones adjacents, jusqu'à 200 fois par seconde. Pour cette raison, on estime que le cerveau peut effectuer jusqu'à 38 millions de milliards d'opérations par seconde, soit une infinité. Cela prouve que la croyance selon laquelle les humains n'utilisent que 10 % de leur cerveau est fausse, car l'activité neuronale est très élevée ; de plus, bien que le cerveau travaille si dur, sa consommation n'est que de treize wattheures (très peu). En fait, comme le dit **Marco Magrini** dans son livre Brain. ***Manuale dell'utente : Guida semplificata alla macchina più complessa del mondo*** (Giunti Editore, 2017), "aucun ordinateur au monde ne peut encore battre la capacité de calcul d'un cerveau humain (la vue, l'ouïe ou

---

[12] Steven Pinker, "Come funziona la mente", Castelvecchi Editore, 2013
[13] Steven Pinker, op. cit.

l'imagination sont aussi des "calculs") et encore moins son extraordinaire efficacité énergétique."

La plupart des cellules humaines naissent et meurent en permanence, à l'exception des cellules neuronales, qui sont les seules à persister tout au long de la vie d'un être humain, du premier au dernier jour. Ils sont responsables de la personnalité, des compétences, du talent, des connaissances, du vocabulaire, des goûts et même des souvenirs du passé. Tout cela est présent dans l'architecture neuronale de chaque personne. Il n'existe pas deux cerveaux identiques dans le monde ; chacun est unique et personnel. Comme nous le verrons dans la prochaine section, cette machine (presque) parfaite est capable de corriger les défauts et les lacunes de son "*hardware*", toujours dans certaines limites. Comme le dit Magrini :

"Lorsqu'une zone du cerveau est accidentellement endommagée, le cerveau est souvent capable de se reprogrammer, de déplacer les connexions manquantes ailleurs et de se réparer essentiellement. Et si cela se produit parfois à grande échelle (comme dans le cas de la perte de la vision, lorsque des zones du cerveau inutilisées sont mises au service d'autres sens), cela se produit tout le temps à petite échelle car, en vieillissant, de nombreux neurones meurent et ne reviennent jamais. Mais ceux qui restent en vie savent se réorganiser pour que l'avancée en âge n'ait pas de conséquences fatales."

Après cette brève introduction au sujet que nous allons aborder, nous entrons dans la partie la plus "technique" de tout le chapitre, à savoir celle qui concerne la composition et les fonctions du cerveau.

Le cerveau, avec sa forme unique et sa consistance gélatineuse, reste l'un des organes les plus mystérieux et les plus fascinants du corps humain. Avec la moelle épinière, il forme le **système nerveux central**[14] : le cerveau, enfermé dans le crâne, est directement relié à la moelle épinière, avec laquelle il traite les informations provenant du milieu extérieur et des autres organes, programme les réponses les plus appropriées et les envoie au reste de l'organisme. Comme nous l'avons déjà mentionné, notre cerveau contient des milliards de cellules appelées neurones, qui communiquent entre elles par le biais de **synapses**. Si vous regardez le cerveau de haut, vous pouvez constater la présence de **deux hémisphères cérébraux**, divisés par la fissure interhémisphérique, mais unis par le corps calleux qui, grâce à la présence de faisceaux de fibres de cellules nerveuses, transmet sans cesse des informations entre eux. Les informations qui arrivent dans un hémisphère sont immédiatement disponibles pour l'autre, de sorte que les réponses des deux s'harmonisent, créant ainsi une perception sans faille du monde extérieur. La fine couche de substance grise qui recouvre la surface externe des hémisphères est ce que l'on appelle le **cortex cérébral**, caractérisé par des plis plus ou moins profonds, que l'on appelle des ciseaux. Ensemble, les deux hémisphères produisent environ 85 % du poids de l'organe, qui varie normalement entre 1300 et 1550 grammes.

---

[14] Le système nerveux se compose du système nerveux central et du système nerveux périphérique. Contrairement au système nerveux central, le système nerveux périphérique est responsable de la transmission des stimuli et des réponses grâce à la présence de nerfs et de ganglions nerveux.

À l'œil nu, il peut sembler que les deux hémisphères cérébraux sont une image miroir l'un de l'autre. Pourtant, ils ne sont pas entièrement identiques. En effet, chacun a ses propres particularités et traite l'information à sa manière. Cela dit, il n'est pas possible d'attribuer des fonctions spécifiques et exclusives aux deux hémisphères - comme, par exemple, celles relatives à la logique, à la raison et à la cognition à l'hémisphère gauche et celles relatives à la créativité, à l'intuition et à l'émotion à l'hémisphère droit - car tant les fonctions des régions du cerveau que les systèmes qui les composent sont interconnectés. Certes, il est scientifiquement prouvé qu'il existe certaines fonctions spécifiques à un hémisphère ou à l'autre qui, dans des circonstances normales, ont toujours tendance à se développer dans l'un des deux en particulier. Cependant, une division claire des tâches entre les deux hémisphères n'est pas crédible, car les fonctions mentales impliquent une interconnexion entre différentes régions du cerveau, qui agissent ensemble.

Au fil du temps, le cerveau humain - comme celui des autres organismes vivants - a augmenté en taille, mais aussi en complexité. Cela a permis à l'homme d'améliorer son adaptation à l'environnement extérieur. En particulier, ses réponses aux stimuli de l'environnement sont passées d'un état "automatique et réflexif" à un état "intelligent et modelable" par l'expérience. Le cerveau humain, en fait, peut être considéré comme une "stratification des trois types de cerveau apparus au cours de l'évolution des animaux vertébrés". [15] Dans les années 1970, le médecin et

---

[15] Angelini Pharma, "Principali strutture del cervello", in <https://www.angelinipharma.it/aree-terapeutiche/salute-mentale/ilcervello/>

neuroscientifique américain **Paul MacLean** a élaboré la théorie du *Triune Brain*, c'est-à-dire du **cerveau tripartite**, selon laquelle, grâce à l'évolution, le cerveau humain a développé **trois zones cérébrales** distinctes : **le cerveau reptilien, le système limbique** et le **cortex cérébral**.

**Le cerveau reptilien** (évolué il y a environ 400 millions d'années) est la zone la plus ancienne du cerveau et la plus "basse" des trois cerveaux. Elle relie le cerveau à la moelle épinière et est formée par le **tronc cérébral** et le **cervelet**. Le cerveau reptilien régule les processus liés à la survie, tels que le métabolisme, la régulation des glandes endocrines et le maintien de la régularité du rythme cardiaque et de la pression sanguine. Il adapte également la communication sociale au niveau de la défense du territoire, de la parade nuptiale et de l'affirmation de soi. Par la ramification des **nerfs moteurs** et **des capteurs** dans le tronc cérébral, le cerveau reptilien fournit le stimulus élémentaire de la conscience et de l'attention. **Le système d'activation réticulaire** est également présent dans le tronc cérébral. Il est formé d'un faisceau de cellules nerveuses denses qui relient l'extrémité supérieure de la moelle épinière au cerveau. Le système d'activation réticulaire est une sorte de "moniteur" du cerveau, car il filtre les informations provenant de l'extérieur : si une information n'est pas considérée comme importante, elle est bloquée ; inversement, si une information est considérée comme importante, elle est autorisée à "passer". En pratique, si une information n'est pas propice au bien-être ou à la survie de l'organisme, le cerveau reptilien ne tolérera pas son entrée. En effet, le cerveau reptilien est inconscient, mécanique et égoïste, mais c'est pour cette raison qu'il joue un rôle fondamental, celui de déclencher l'émergence. Lorsque nous interagissons avec un étranger, par exemple, le cerveau reptilien agit immédiatement pour examiner la situation, en particulier pour comprendre s'il s'agit d'une personne "amicale" ou d'une menace. La première priorité du cerveau reptilien est la survie, c'est-à-dire échapper à la souffrance et/ou au danger, tandis que l'obtention du bien-être physique reste une priorité secondaire.

**Le système limbique** (apparu il y a environ 250 millions d'années) est la zone "émotionnelle" du cerveau, le centre émotionnel de l'organisme, mais il régule également l'alimentation, l'attaque et la fuite. Le système limbique est également appelé "cerveau des mammifères[16]", car il s'est développé pour la première fois chez les mammifères. En fait, il "représente la transition entre la vie solitaire des reptiles et la vie sociale et relationnelle typique des mammifères". Le **thalamus**, une petite structure nerveuse paire située juste au-dessus du tronc cérébral, peut être considéré comme un "répéteur" qui reçoit les informations sensorielles de l'extérieur et les transmet aux régions concernées. Le système limbique a la particularité de relier le **tronc cérébral** au **cortex cérébral**, il influence donc les fonctions de raisonnement supérieures et contribue à augmenter les informations disponibles. Le système limbique est également appelé "cerveau sincère" car il détermine l'émergence des émotions instinctives et le comportement qui en résulte. Il agit de manière impulsive et opportune, tout comme le cerveau reptilien. Le système limbique se caractérise par la présence d'un **système de peur** très puissant : dès que le cerveau reconnaît un danger, il commence à générer des réactions spontanées et des comportements visant à augmenter la probabilité de survie. La peur est déclenchée par " un signal

[16] Angelini Pharma, op. cit.

de malheur imminent tel qu'un prédateur, le bord d'une falaise ou une menace verbale " et déclenche comme objectif les différentes possibilités et solutions pour échapper à la menace : fuir, prendre le dessus ou essayer d'éviter le danger. L'objectif déclenché par la peur prend donc une priorité élevée et est perçu par l'homme comme urgent. La peur, en outre, produit d'autres objectifs à long terme visant à empêcher que cette situation ne se reproduise et à créer un sentiment de "soulagement" chaque fois que l'épisode est évoqué. L'endroit où la peur prend naissance et est enregistrée est **l'amygdale**, un petit organe en forme d'amande situé dans chaque lobe temporal :

"Il abrite les principaux circuits qui colorent notre expérience de l'émotion. Il reçoit non seulement des signaux simples (comme des bruits forts) des stations inférieures du cerveau, mais aussi des informations abstraites et complexes des centres cérébraux supérieurs. Et, à son tour, l'amygdale envoie des signaux à pratiquement toutes les autres parties du cerveau, y compris les circuits de prise de décision des lobes frontaux." [17]

Comme le thalamus est un "répéteur d'informations" et qu'il existe une connexion directe entre l'amygdale et lui, les informations concernant un stimulus se propagent très rapidement. D'une part, dans les situations dangereuses, le passage direct qui contourne le cortex cérébral est une bonne chose, car il permet de réagir avant même de se rendre compte de la nature du stimulus et, donc, de "survivre". En revanche, les informations qui parviendront à l'amygdale ne seront pas précises et traitées, elles seront plutôt "brutes". Par exemple,

---

[17] Steven Pinker, op. cit.

lorsque nous entendons un bruit inconnu provenant d'une autre pièce, le soir, en l'absence de personne, notre système limbique perçoit une menace et produit une réaction de peur et de terreur, entraînant une accélération du rythme cardiaque. Cependant, dès que nous examinons attentivement le stimulus et que nous constatons que ce n'était que le chat, la tension s'apaise et le rythme cardiaque redevient normal. Lorsque nous percevons un danger, l'amygdale s'allume et, comme un détecteur de fumée, déclenche une alarme dans notre cerveau. Ainsi, les fonctions de certaines zones du cerveau, notamment celles liées au traitement des informations cognitives, sont limitées, voire interrompues. Les zones cérébrales touchées, en particulier celles du cortex préfrontal, sont des "tours de contrôle" qui assurent l'enchaînement temporel et spatial des informations, la distinction entre les informations pertinentes et non pertinentes, la conscience de soi, l'analyse des actions, leur planification et la reconnaissance de leurs conséquences. Par ses études, Joseph E. LeDoux, neuroscientifique et directeur du Center for the Neuroscience of Fear and Anxiety à New York, a montré que l'amygdale et le cortex cérébral s'influencent mutuellement, mais avec des intensités différentes. En particulier, selon LeDoux, l'amygdale exerce une plus grande influence sur le cortex cérébral - siège de la pensée analytique et rationnelle - que le cortex cérébral n'en exerce sur l'amygdale - siège des émotions et des impulsions -. Pour cette raison, notre côté émotionnel l'emporte souvent sur notre côté rationnel.

**Le cortex cérébral** (apparu il y a environ 5 millions d'années) est la zone la plus jeune et la plus "rationnelle" des trois cerveaux, dont la tâche principale est de réguler les processus mentaux supérieurs. Grâce au cortex cérébral, particulièrement développé chez l'homme, le comportement peut être prédit et planifié. Il est également appelé "cerveau pensant" ou "cerveau intellectuel", car c'est là que se développe la pensée complexe. Dans le cortex cérébral humain, il y a quatre ciseaux - deux latéraux et deux centraux - qui déterminent quatre lobes, à savoir le frontal, le pariétal, le temporal et l'occipital. Environ 90 % du cortex cérébral est appelé **néocortex**. Du point de vue de l'évolution, le néocortex est la partie la plus récente du cortex cérébral, caractérisée par six couches. Les 10 % restants, en revanche, sont formés par le **paléocortex**, composé du **cortex olfactif** et de **l'hippocampe**, siège de la mémoire à court et à long terme, de la mémoire spatiale et de l'orientation. Dans chaque lobe résident des fonctions localisées et identifiables à la surface du cerveau, appelées **aires corticales**. Lorsqu'une de ces zones subit un dommage plus ou moins permanent, ses fonctions sont altérées, voire disparaissent. Il existe 12 régions corticales distinctes qui possèdent certaines fonctions :

1. **Cortex préfrontal :** lieu où s'opère la régulation des émotions et la résolution des problèmes ;
2. **Cortex moteur associatif** : lieu où s'effectue la coordination des mouvements complexes ;
3. **Cortex moteur primaire :** lieu où se déroule la conception des mouvements volontaires ;
4. **Cortex somatosensoriel primaire :** lieu où s'effectue la reconnaissance des informations sensibles ;
5. **Cortex sensoriel associatif :** lieu où s'effectue le traitement des informations sensibles ;
6. **Cortex visuel associatif** : lieu où s'effectue le traitement des informations visuelles ;
7. **Cortex visuel :** lieu où s'effectue la reconnaissance de stimuli visuels simples ;

8. **Aire de Wernicke** : endroit où s'effectue la compréhension du langage ;
9. **Cortex auditif associatif :** lieu où s'effectue le traitement des informations auditives ;
10. **Cortex auditif :** lieu où s'effectue la reconnaissance de la qualité des sons (tonalité et volume) ;
11. **Cortex inférotemporal :** lieu où s'effectue le traitement lié à la mémoire ;
12. **Aire de Broca** : endroit où le langage est produit.

Bien que certaines fonctions soient localisées dans des zones spécifiques du cortex cérébral, cela ne signifie pas qu'une fonction donnée soit assurée exclusivement par une seule zone. En fait, la plupart des fonctions sont assurées par des neurones situés dans différentes régions du cerveau. Certaines zones ont certainement un rapport plus étroit avec certaines fonctions que d'autres, notamment parce que chaque zone est principalement désignée pour remplir une certaine fonction. Cependant, les différents stimuli qui parviennent au cortex doivent être intégrés, ce qui est fait par les cortex associatifs. Ils reçoivent les informations des zones sensorielles et assurent la réalisation des fonctions cérébrales supérieures, telles que la perception, la pensée, le langage, la mémoire et le comportement émotionnel. En général, les fonctions du cortex cérébral peuvent être résumées en quatre points :

**1. Reconnaître et ressentir « le monde »**

Le cortex cérébral reçoit les signaux sensoriels du monde extérieur, collectés et transmis par les organes des sens. Les signaux sensoriels arrivent sous la forme de simples impulsions d'énergie électrique : ce sont comme de petits fragments d'information "bruts" qui ne sont pas traités et n'ont donc aucune signification pour le cerveau. En résumé, on peut dire que cette fonction consiste à obtenir des informations.

**2. Générer le sens de l'information**

Le cortex cérébral, après avoir reçu les signaux sensoriels individuels, les assemble. Cela signifie que les petits fragments d'information sont unifiés en de plus grands modèles qui deviennent significatifs pour le cerveau et qui génèrent, par exemple, un langage ou une image. En résumé, nous pouvons dire que cette fonction consiste à produire le sens de l'information.

**3. Concevoir des idées et des projets**

Une fois que tous les signaux sensoriels ont été intégrés, le cortex cérébral façonne un plan précis et concret relatif au type et à la localisation de l'action requise. En résumé, nous pouvons dire que cette fonction consiste à créer de nouvelles idées.

**4. Implementer les plans d'action**

Une fois l'idée conçue, le cortex cérébral envoie des signaux "moteurs" aux muscles, qui agissent de manière coordonnée pour créer les mouvements requis. Pour résumer, on peut dire que cette fonction consiste à agir comme conséquence d'une idée.

Dans cette section, nous avons parlé du cerveau en termes généraux, de ses principales caractéristiques et fonctions. Dans le prochain, cependant, nous aborderons une caractéristique particulière et très importante du cerveau, à savoir **la plasticité cérébrale**, qui permet au cerveau de se rétablir et de se restructurer. Comme nous le verrons, la neuroplasticité permet aux neurones de se régénérer non seulement d'un point de vue anatomique, mais aussi d'un point de vue fonctionnel, et de former de nouvelles connexions synaptiques.

## La plasticité cérébrale

Comme nous avons pu le percevoir, le cerveau est un organe complexe et, à certains égards, "automatique". Certains mécanismes cérébraux, en effet, se déclenchent spontanément, indépendamment des conditions existantes. En outre, le cerveau n'est pas un organe stable ; au contraire, il est en constante évolution. Par exemple, si nous vivons une situation de stress prolongé, le cerveau change, subit des modifications. Ceux-ci, cependant, ne sont pas permanents. Une fois que les principaux facteurs de stress ont été réduits, le cerveau retrouve son bon fonctionnement, étant par nature très adaptatif. La capacité à changer et à s'adapter face à certaines situations est une propriété essentielle du cerveau, mieux connue sous le nom de **neuroplasticité** ou **plasticité cérébrale**.

Jusqu'à récemment, on pensait que les êtres humains étaient destinés à perdre des neurones avec l'âge et ne pouvaient en acquérir de nouveaux. Aujourd'hui, grâce aux nombreuses avancées scientifiques dans le domaine des neurosciences, mais aussi grâce à l'introduction de technologies avancées - telles que la neuro-imagerie, l'imagerie par résonance magnétique et l'imagerie par résonance magnétique fonctionnelle - qui leur sont appliquées, il est possible d'observer les différentes activités réalisées par le cerveau et de réfuter une croyance longtemps entretenue selon laquelle le cerveau est statique. **Daniela Mapelli**, professeur d'université et psychologue spécialisée dans les neurosciences et la réhabilitation neuropsychologique, affirme non seulement que le cerveau est plastique, mais aussi qu'il est capable de changer tout au long de la vie, même à l'âge adulte.

La **neuroplasticité** est la capacité du cerveau à se modifier au fil du temps. Cela est dû à l'augmentation ou à la diminution de la matière grise (toute la zone du système nerveux central présentant une forte concentration de corps de neurones), c'est-à-dire à la création et à l'affinement ou, au contraire, à l'affaiblissement et à la détérioration des connexions neuronales. Les changements qui se produisent au niveau physique dans notre cerveau entraînent des changements dans nos capacités et nos compétences. Dans l'imaginaire collectif, la période de croissance maximale de notre cerveau va de l'enfance à l'adolescence, puis entre dans une période de régression progressive. On pense, en effet, qu'au cours des vingt premières années de la vie, nous apprenons plus facilement, nous entreprenons de nouvelles expériences et nous sommes plus enclins à la découverte et à l'exploration. En revanche, lorsque nous entrons dans l'âge adulte, nous sommes censés entrer dans une période de déclin cognitif, au cours de laquelle notre mémoire commence à "faillir" et nous entreprenons peu d'expériences stimulantes. Cependant, diverses recherches scientifiques ont montré que le cerveau adulte peut "croître" et augmenter de volume dans certaines circonstances et que la plasticité cérébrale est présente même à un âge avancé. Bien que la détérioration liée à la vieillesse puisse se produire, de **multiples facteurs** permettent de tirer parti de la plasticité cérébrale pour contrer cette détérioration. En bref, ce qu'il faut faire, c'est **entraîner le cerveau** de la manière la plus appropriée.

Le cerveau peut changer de trois façons : un changement **chimique**, un changement **structurel** ou un changement **fonctionnel** peut se produire. Les neurones, comme nous l'avons dit, communiquent entre eux par l'intermédiaire de synapses, qui sont déclenchées par la libération d'une substance, le neurotransmetteur. Plus les hormones sont actives, plus les neurotransmetteurs sont libérés. Lorsque nous apprenons quelque chose de nouveau, par exemple pendant une leçon de guitare, les synapses entre les neurones sont stimulées et, par conséquent, l'activité cérébrale augmente. Là, un changement **chimique** se produit à ce moment-là. Cependant, pour que le changement se stabilise - et devienne donc **structurel** - il est nécessaire de continuer à pratiquer. Un cours de guitare ne suffit pas pour apprendre une mélodie par cœur : le lendemain du cours, lorsque vous prendrez la guitare et tenterez de reproduire la mélodie, vous aurez du mal à vous en souvenir parfaitement. Pour que la mélodie soit jouée correctement, il sera nécessaire d'essayer et de réessayer de nombreuses fois.

Récemment, un lien profond a été découvert entre les cinq sens (vue, ouïe, goût, odorat et toucher), la mémoire et la cognition. En raison de l'interdépendance entre eux, il peut arriver qu'un sens peu développé soit lié à une mémoire plutôt faible, voire en soit la cause. Souvent, avec l'âge, par exemple, nous avons tendance à oublier ce qu'on nous a dit et ce que nous avons fait les jours précédents ; de plus, nos réflexes et notre réactivité ralentissent. Cela s'explique par le fait que notre cerveau traite les informations plus lentement. Nous avons donc du mal à retenir les images, les souvenirs et les expériences et, par conséquent, à nous en souvenir plus tard.

Normalement, les neurones ne fonctionnent jamais individuellement ; au contraire, la plupart du temps, plusieurs zones du cerveau agissent simultanément, créant ainsi des **circuits neuronaux**. Pour bien comprendre ce processus, prenons pour exemple un stimulus auquel nous sommes exposés dès l'enfance et pendant la majeure partie de notre vie : la mère. Dès le début, le nouveau-né s'approche de sa mère, puis la voit, l'entend, goûte sa nourriture, la sent et la touche. En conséquence, certaines zones du cerveau sont activées, notamment celles liées aux cinq sens du bébé. Chaque fois qu'un enfant est en présence de sa mère, toutes ces zones du cerveau agissent ensemble : les neurones s'activent, "bougent" et se lient entre eux. Cela se produit également lorsqu'il grandit et devient un adulte. Lorsque sa mère décède, un parfum, un plat ou tout simplement un chapeau font remonter l'image de sa mère dans sa tête. Il la voit, la sent et perçoit sa présence. La réminiscence d'un détail suffit à déclencher tout le circuit neuronal relatif à sa mère.

Pour mieux comprendre en quoi consiste la modification fonctionnelle de notre cerveau, il est nécessaire de se pencher sur deux phénomènes liés à la neuroplasticité : le **sprouting** ou germination et la **neurogenèse**.

Après avoir subi une lésion cérébrale - comme un traumatisme crânien, un accident vasculaire cérébral ou une hémorragie - notre cerveau s'active immédiatement pour tenter de compenser les dégâts : dans les zones périlésionnelles, c'est-à-dire celles qui sont adjacentes à la zone endommagée, des collatéraux commencent à se développer sur les axones (prolongements tubulaires cytoplasmiques du neurone), ce qui favorise l'émergence de nouvelles synapses qui tentent de compenser les dommages subis. Ce phénomène est appelé germination, en raison de la croissance des "pousses" sur les axones des neurones. Le phénomène de **neurogenèse**, quant à lui, est la capacité des cellules du cerveau à se générer tout au long de l'existence de l'organisme. Il s'agit d'un concept assez nouveau et d'une importance absolue dans le domaine des neurosciences, surtout après des années de recherche qui affirmaient que les neurones avaient un nombre "fini" et ne pouvaient que disparaître. Des études scientifiques récentes ont identifié des cellules souches totipotentes, capables de se transformer en n'importe quel type de cellule cérébrale. On les appelle les cellules du bébé. La population des bébés cellules "réside" dans une structure très particulière, **l'hippocampe** qui, comme nous l'avons vu, est le lieu de la mémoire, de la formation des souvenirs et, par conséquent, de notre apprentissage.

Lorsqu'un **changement fonctionnel** se produit, certaines zones du cerveau sont beaucoup plus développées que d'autres. Par exemple, si l'on examine le cerveau d'une personne aveugle, on remarquera que la zone du cerveau liée au sens du toucher est beaucoup plus grande que celle des voyants. Une étude britannique, portant sur des chauffeurs de taxi londoniens, a montré que le volume de certaines parties du cerveau peut augmenter même à l'âge adulte. Pour obtenir une licence, un aspirant chauffeur de taxi londonien doit étudier un plan de la ville entière par cœur, et donc être capable de se souvenir de toutes les rues. En examinant le cerveau des chauffeurs de taxi, les scientifiques ont constaté que la zone de l'hippocampe, en particulier la zone postérieure (mémoire topographique et spatiale) avait un volume significativement plus important que celui des non chauffeurs de taxi ; de plus, le volume de l'hippocampe augmentait proportionnellement aux heures passées dans la voiture : plus le chauffeur de taxi passait d'heures dans la voiture, plus la zone s'agrandissait. Ces deux exemples montrent que notre cerveau peut changer avec le temps, mais pas seulement, il peut aussi s'agrandir. En substance, plus le cerveau est entraîné, plus la **réserve cérébrale** est produite. Comme l'indique le professeur Mapelli, les patients souffrant de lésions cérébrales ne réagissent pas tous de la même manière au même traitement : certains se rétablissent rapidement, d'autres pas du tout. Ce qui différencie un patient d'un autre n'est pas tant le dommage subi que ses **caractéristiques individuelles.** Grâce à des recherches et des études approfondies sur la plasticité cérébrale, il est devenu évident qu'en entraînant le cerveau et en accumulant des réserves cérébrales, on peut mieux réagir à un traumatisme ou à une lésion cérébrale, car il y a plus de tissu cérébral et donc plus de circuits neuronaux et synaptiques à employer dans de nouvelles "stratégies".

Si le cerveau est entraîné, il est possible de mieux réagir au vieillissement et, surtout, de devenir plus résilient en cas de maladies cérébrales. À ce jour, aucun remède contre la démence n'a encore été découvert. Toutefois, si la réserve cérébrale de notre cerveau est augmentée, il sera plus facile de développer une plus grande résilience contre la maladie. Cela signifie que les symptômes cliniques peuvent se manifester plus tard et que la qualité de vie sera supérieure à la normale.

Un autre exemple pratique soutenant l'importance de la plasticité cérébrale concerne une expérience, répétée plusieurs fois, impliquant une population de rats. Si l'on prend un groupe de rats tous identiques (possédant le même patrimoine génétique) à la naissance, qu'on les répartit dans trois conditions expérimentales différentes (trois cages) et qu'on les laisse vivre pendant un temps limité (30 jours), le résultat est étonnamment incroyable. Dans la première cage, un seul rat est placé sans autre stimulation, dans la deuxième un groupe de rats, certains outils stimulants cognitivement et physiquement et dans la troisième deux rats, sans autre stimulation. Une fois la période expérimentale prédéterminée terminée, les rats sont sacrifiés et leur cerveau est prélevé pour être examiné. Les rats qui ont été placés dans la "condition enrichie", c'est-à-dire riche en stimuli sociaux, cognitifs et moteurs, ont un cortex cérébral plus lourd et plus épais que le rat placé dans la "condition appauvrie", c'est-à-dire sans autres stimuli. En outre, on peut observer - par une mesure indirecte de l'acétylcholinestérase, une enzyme appartenant à la classe des hydrolases - que le cerveau des rats placés dans la "condition enrichie" présente une augmentation des neurotransmetteurs par rapport à celui des rats placés dans la "condition appauvrie". Cela signifie que beaucoup plus de synapses ont eu lieu dans leur cerveau et que les neurones ont généré de nouvelles pousses sur les axones, d'où des changements structurels dans le cerveau. En revanche, le rat placé dans la "condition de déplétion" n'a non seulement pas généré de germes sur les axones, mais a également subi une déplétion neuronale.

L'expérience que nous venons de décrire montre que, pour pouvoir exploiter pleinement la neuroplasticité et, donc, réussir à modifier le cerveau, il est nécessaire de vivre dans des environnements socialement, cognitivement et motricement stimulants. Elle est essentielle pour cultiver les relations, nourrir la curiosité et mener une vie saine et dynamique. L'homme est un animal social, il a besoin d'interagir et de se comparer aux autres, d'apprendre et de

s'instruire, malgré la fatigue et l'effort que cela implique, de bouger, de pratiquer une activité physique, en particulier une activité aérobique - comme la marche et les escaliers - car elle peut produire un plus grand flux de sang oxygéné vers le cerveau et, par conséquent, de nouveaux neurones.
Les habitants d'Okinawa, une île située à l'extrême sud du Japon, sont la preuve vivante que l'on peut vivre et vieillir en bonne santé, tant physiquement que mentalement. Ici, non seulement l'espérance de vie est très élevée - les habitants d'Okinaw sont célèbres pour être la population la plus centenaire du monde - mais aussi la qualité de vie. Les habitants de l'île, même âgés, continuent d'exercer toutes leurs activités quotidiennes habituelles : ils cultivent leur potager, se promènent, rencontrent des amis et des parents, etc. Plusieurs journalistes et scientifiques s'y sont rendus pour étudier les facteurs de cette longévité. Certes, l'alimentation, la socialisation, l'activité physique et la méditation sont parmi les principales causes de ce bien-être durable.
Tout être humain peut se changer lui-même, mais pas seulement : "tout être humain, s'il en a la volonté, peut être le sculpteur de son propre cerveau". [18]

## Pour conclure

Le concept de neuroplasticité prouve que le cerveau peut changer, pour autant que vous le vouliez. Une brève introduction sur les fonctions du cerveau et ses principales caractéristiques est indispensable pour présenter le sujet du chapitre suivant, à savoir le stress. Comme nous allons le

[18] Santiago Ramón y Cajal, “Advice for a young investigator”, A Bradford Book, The MIT Press, 1897

voir, le stress est une réaction naturelle de notre organisme et, s'il est exagéré, il peut compromettre nos fonctions vitales et, surtout, notre bien-être psychologique. La meilleure façon de combattre le stress est de devenir plus résilient. Il n'est pas facile de "résister" aux situations et aux pensées stressantes de notre époque, mais il est possible d'entraîner notre **résilience** pour diminuer les effets du stress sur notre organisme et vivre plus paisiblement. Dans le prochain chapitre, nous examinerons en détail les stratégies à appliquer.

# STRESS E RÉSILIENCE

## Le "stress" : une menace constante

Notre Le système nerveux est resté pratiquement le même qu'il y a des millions d'années, tout comme la réponse humaine au **stress**, qui est médiée presque exclusivement par le système nerveux. Dans la société contemporaine, des expressions telles que "le stress tue" ou "je suis trop stressé" sont monnaie courante. Cependant, aussi vrai que ces affirmations puissent être, le stress est aussi la raison qui maintient les êtres humains en vie. Sans la présence du stress et l'état d'agitation qui l'accompagne, l'être humain ne serait pas en mesure de relever les défis dans le bon esprit et ne ressentirait pas la satisfaction d'avoir atteint son objectif. Le principal problème du stress ne réside pas tant dans la réponse humaine, qui est restée inchangée au fil du temps, que dans les **facteurs de stress**, qui ont changé au fil du temps : les êtres humains ont la capacité de penser à des "pensées stressantes", qui produisent la même réponse physiologique qu'en cas de danger réel. En bref, ils sont considérés comme des menaces par le cerveau, ce qui entraîne l'activation de l'amygdale, laquelle (comme nous l'avons vu dans le chapitre précédent) déclenche une série de mécanismes qui altèrent les principales fonctions de différentes zones du cerveau, en particulier le cortex cérébral. Le **stress psychologique** est une invention récente, qui touche particulièrement les humains et certains primates sociaux. Les stresseurs ont toujours existé, c'est leur interprétation qui a changé, c'est la nature du stress qui est devenue **chronique et psychologique**.

Le terme "stress" a été inventé en 1936 par l'endocrinologue hongrois **Hans Selye**, qui l'a défini comme la réponse générale de l'organisme à toute demande qui lui est faite. La formulation du concept de stress et la découverte par Selye du **syndrome général d'adaptation** ont rendu possible une étude scientifique systématique de la relation entre l'organisme et l'environnement et, plus précisément, entre les stimuli environnementaux, les réactions psychologiques, les changements physiologiques et le développement des maladies, qui n'avait jamais été menée auparavant. Selye a effectué ses recherches en utilisant des cobayes de laboratoire. Concrètement, Selye les soumet à différents types de stress (exercices musculaires excessifs, exposition au froid, blessures physiques, contamination par des drogues diverses, etc.) et constate l'apparition d'un syndrome chez tous les cobayes dont les symptômes ne sont cependant pas liés à la nature des dommages infligés. Chaque organisme cherchait à maintenir son homéostasie (capacité à s'autoréguler en maintenant le milieu interne constant même si les conditions du milieu externe variaient) et le syndrome général d'adaptation était le processus psycho-physiologique qui lui permettait d'y parvenir.

Selye a divisé le syndrome général d'adaptation en trois phases :

1. **La phase d'alarme** : elle se produit, à partir de l'état d'homéostasie, lorsque l'organisme est soumis à des "agents stressants" (*ou stresseurs*) ;
2. **La phase de résistance** : elle se produit lorsque l'organisme développe la capacité de s'adapter aux *facteurs de stress* ;

3. **La phase d'épuisement** : elle survient lorsque *l'agent stressant* demeure et que l'organisme est incapable d'y résister, épuisant ainsi sa capacité d'adaptation et entraînant la maladie, voire la mort.

Le stress se divise en deux catégories : **le stress positif** (ou *eustress*) et le **stress négatif** (ou *distress*). **Le stress positif** se produit lorsque le stimulus provoque une réponse adaptative de l'organisme, lui permettant de résister aux pressions de son environnement. Il est associé à un état d'équilibre émotionnel, de rationalité et de vigilance, qui se traduit par une condition de vie saine et active. Face à chaque nouvelle tâche, en effet, notre organisme a besoin d'être activé et stimulé par le système neuroendocrinien. **Le stress négatif**, quant à lui, survient lorsque le stimulus épuise les défenses de l'organisme. Cela peut se produire en raison d'une pression de stress exagérée ou d'une grande vulnérabilité de l'organisme, qui le conduit à une réponse disproportionnée à des stimuli même légers. Elle peut être associée à un état d'excitation, d'épuisement et d'anxiété, ou à un état d'apathie, d'ennui et de confusion en cas de manque de stimuli. Le stress positif se produit dans les phases d'alarme et de résistance, et le stress négatif dans la phase d'épuisement.

Au fil des ans, diverses recherches ont été menées sur la relation entre le stress et les *facteurs de stress*. Une découverte importante à cet égard est celle du neuroendocrinologue **Robert Sapolsky**, qui a montré que dans la nature, les facteurs de stress (même élevés, répétitifs ou chroniques) n'entraînent pas nécessairement de pathologie. Selon le médecin, en fait, "notre système nerveux a évolué pour résister à des facteurs de stress intenses mais brefs (moins de 30 minutes)". Dans son livre *Why zebras don't get ulcers* (St Martin's Press, 2004),

Sapolsky rapporte le cas d'un zèbre attaqué par un lion. Lorsque la vie (dans ce cas, celle du zèbre) est en jeu, de nombreuses fonctions régulières de notre organisme sont temporairement interrompues et, dans le même temps, une série de réponses sont automatiquement activées : la perception de la douleur est réduite (grâce à la libération d'hormones telles que l'adrénaline et le cortisol), la coagulation augmente, l'ovulation cesse, le système immunitaire est activé, le cerveau augmente son activité perceptive, etc. Cette réaction est simplement une réponse hautement adaptative qui sauvera probablement le zèbre de l'agression du lion et soumettra son corps au stress pendant quelques minutes.

Les êtres humains activent également les mêmes ressources s'ils sont attaqués par un prédateur (ou même un autre être humain). L'être humain active les mêmes ressources même en l'absence de prédateurs, en présence de **stimuli de nature culturelle**, ce qui le conduit dans le monde de la paranoïa, de la névrose et de l'hostilité. Et si cela se produit, à long terme, le stress peut devenir chronique et ainsi déprimer le système immunitaire au lieu de le stimuler, produire une quantité exagérée d'hormones, accélérer le vieillissement du cerveau, perturber le métabolisme et augmenter l'anxiété. L'anxiété fait partie de la vie quotidienne, non seulement des êtres humains, mais des êtres vivants en général. Les psychiatres **Michael E. Kerr** et **Murray Bowen** ont décrit l'anxiété comme : "la réponse d'un organisme à une menace, réelle ou imaginaire. Elle est considérée comme un processus qui, sous une forme ou une autre, est présent dans tous les êtres vivants".[19] Selon **Kerr** et **Bowen**, l'anxiété se divise en anxiété aiguë et anxiété chronique : "L'anxiété aiguë survient généralement en réponse à des menaces réelles et est limitée dans le temps. L'anxiété chronique survient généralement en réponse à des menaces imaginaires et n'est pas limitée dans le temps. L'anxiété aiguë est alimentée par la peur de ce qui existe ; l'anxiété chronique est alimentée par la peur de ce qui pourrait exister". Si dans le premier cas, on peut apprendre à le gérer, dans le second, dans les pires situations, il est nécessaire de consulter un médecin et/ou d'entreprendre une psychothérapie.

## Devenir plus résilient au stress

Le stress est un mécanisme de défense important de notre organisme. Lorsque nous sommes confrontés à une situation qui tend à nous "changer" et à perturber notre équilibre intérieur, nous ressentons du stress. Le stress entraîne une augmentation de notre capacité d'action, ce qui se traduit par un très fort sentiment de malaise. Le stress est donc indispensable en cas de nécessité et d'urgence. Cependant, lorsque le stress n'est pas lié à une situation unique et qu'il se prolonge dans le temps, il peut devenir nocif pour notre organisme et, par conséquent, pour notre santé. Pour pouvoir contrer les pensées stressantes et, ainsi, éviter que notre organisme ne soit affecté, il est nécessaire d'augmenter sa **résilience au stress**.

---

[19] Michael E. Kerr e Murray Bowen, "La valutazione della famiglia. Un approccio terapeutico basato sulla teoria boweniana", Astrolabio Ubaldini, 1990

Qu'entend-on par résilience au stress ?

Selon la neuroscientifique de l'enfance **Paola De Rose**, deux facteurs régulent le stress, à savoir **la résilience individuelle au stress** et **l'environnement** (travail, famille et relations interpersonnelles). La résilience individuelle au stress fait référence à la capacité de faire face aux sources de stress et de revenir rapidement à l'état préexistant. Diverses recherches neuroscientifiques ont montré que la résilience est capable de bloquer le processus de rétablissement de notre équilibre émotionnel après un stress psychologique. Si le cerveau perçoit un danger, l'hypothalamus commence à générer un signal de stress par la production d'hormones (cortisol et adrénaline), qui nous aident à nous défendre ou à nous échapper de cette situation particulière. Cependant, une production excessive de cortisol peut sérieusement endommager les cellules cérébrales de l'hippocampe et de l'amygdale, au point de provoquer de graves conséquences sur notre équilibre psychophysique. Grâce à **des substances biochimiques protectrices** particulières, les hormones du stress semblent être désactivées plus rapidement chez les personnes "résilientes". Ces substances comprennent la **DHEA** (déhydroépiandrostérone) et le **neuropeptide** Y, qui est également capable de réduire l'anxiété. Plus récemment, **Eric Nestler**, professeur de neurosciences et directeur du Friedman Brain Institute à New York, a découvert qu'une protéine particulière, **DeltaFosB**, rend les souris plus résistantes face au stress produit par une éventuelle menace ou même la solitude, il est donc concevable qu'elle puisse également être efficace pour les humains.

Au-delà des résultats de cette étude et de la présence de substances visant à diminuer le niveau de stress dans le corps, il est vraiment important de comprendre qu'il existe une prédisposition biologique "positive" commune à tous les êtres humains. Il est donc possible d'"entraîner" cette tendance naturelle et d'améliorer ainsi la résilience d'une personne. Tout comme la mémoire ou l'attention, l'activité psychique liée à la résilience évolue dans le temps "en fonction de l'environnement social, des relations avec les autres, de l'expérience et de l'évolution des mécanismes mentaux qui la sous-tendent". [20]

Alors que faire pour augmenter sa résistance au stress ?

Tout d'abord, avant de travailler sur sa résilience, il est nécessaire de **reconnaître et de réduire les facteurs de stress** : si l'on prend conscience des facteurs de stress et que l'on trouve des moyens de les réduire, les niveaux de stress dans le corps vont également diminuer et le cerveau va se réajuster à un fonctionnement adaptatif. Le corps est équipé pour répondre au stress. Ainsi, lorsque les facteurs de stress sont réduits, la quantité de cortisol produite est également diminuée. Cependant, il n'est pas toujours possible d'éliminer ou de réduire les facteurs de stress, car des variables externes sur lesquelles nous n'avons aucun pouvoir peuvent entrer en jeu. Par conséquent, l'étape suivante consiste à essayer de changer **son approche**. Pour ce faire, il faut commencer à percevoir les stimuli externes comme **des défis** et non plus comme des menaces. Habituellement, nous percevons un défi lorsque nous pensons avoir suffisamment de ressources pour

---

[20] Fondazione Patrizio Paoletti, "Come reagiamo alle difficoltà? Il cervello resiliente. Parte II", In <https://fondazionepatriziopaoletti.org/blog/come-reagiamo-alle-difficolta-il-cervello-resiliente-parte-ii/>, 26 giugno 2011

faire face à une situation donnée. À l'inverse, nous percevons une menace lorsque nous pensons ne pas être prêts à l'affronter. Diverses études ont montré que certaines personnes "rejettent" le stress en le catégorisant comme une émotion négative, tandis que d'autres le considèrent comme utile pour leurs performances. Les athlètes et les musiciens en particulier, qui sont habitués à des compétitions ou à des performances dans des contextes compétitifs, appartiennent à cette deuxième catégorie.

En pratique, pour entraîner la résilience au stress, il est important de prendre en compte certaines **stratégies** pour réduire l'activation physiologique et combattre le stress : des activités telles que **l'exercice physique**, la **respiration diaphragmatique**, **la méditation**, **les techniques de relaxation** et **l'hygiène du sommeil** sont d'excellents remèdes contre le stress. Examinons-les un par un.

De nombreuses recherches ont montré que **l'exercice physique** a un puissant effet "anti-stress" sur notre corps. L'exercice, lorsqu'il est pratiqué régulièrement, produit des substances appelées endorphines. Les endorphines "neutralisent les sentiments désagréables de stress et produisent des sentiments d'énergie et de vitalité". [21] Des études montrent que 20 minutes de marche par jour (ou toute autre activité continue) suffisent à produire des effets bénéfiques pour le corps et l'esprit.

Le rythme et le type de respiration ont également un impact important sur les aspects physiologiques du stress. En général,

---

[21] Dott. Duccio Baroni, "Come combattere lo stress", in <https://www.ipsico.it/news/come-combattere-lo-stress/>, 5 febbraio 2019

on distingue deux types de respiration : la respiration haute ou claviculaire, qui fait appel aux muscles de la poitrine, et la **respiration basse** ou **diaphragmatique**, qui fait davantage appel au diaphragme (le muscle bombé utilisé pour la respiration). Habituellement, en période de stress élevé, les gens utilisent principalement la **respiration claviculaire**, en raison de la forte tension musculaire. Ce faisant, cependant, ils remplissent moins les poumons et augmentent la fréquence respiratoire. En revanche, la **respiration diaphragmatique** a un rythme plus régulier et plus lent. Il est capable de réduire considérablement l'activation physiologique du corps. Pour comprendre ce type de respiration, il peut être utile de s'allonger sur un lit et de placer ses mains sur son ventre. S'il gonfle pendant l'inspiration, la respiration est diaphragmatique ; sinon, c'est une respiration claviculaire. Pour changer le type de respiration, il suffit d'essayer de le gonfler doucement à chaque inspiration. Il n'est pas nécessaire de se forcer à "jeter" le ventre, il suffit de détendre les muscles abdominaux et de faire de la place pour la contraction du diaphragme. "Une fois que vous avez appris ce type de respiration, qui est bon pour lutter contre le stress, vous pouvez faire de petites séances de dix minutes par jour." [22] L'inspiration doit durer environ trois secondes et l'expiration environ cinq secondes. Prolonger le temps d'évacuation de l'air des poumons stimule naturellement notre réaction de relaxation par le biais du nerf vague (également appelé nerf pneumogastrique, il est le principal représentant des fibres nerveuses qui composent le système nerveux parasympathique. C'est un nerf mixte, il a donc une fonction motrice et une fonction sensorielle).

---

[22] Dott. Duccio Baroni, op. cit.

Comme nous le verrons également dans le chapitre sur les émotions, la pratique quotidienne d'une forme de **méditation** permet de réduire les tensions psychologiques et physiques et de se concentrer sur le "ici et maintenant". Il n'est pas surprenant que l'un des protocoles les plus efficaces pour la gestion du stress soit la réduction du *stress basée sur la pleine conscience* (MBSR). Elle s'inspire notamment de la méditation de pleine conscience, qui vise à développer un nouveau mode de relation avec ses pensées et ses émotions. [23]

En psychologie, la **relaxation** est définie comme l'état émotionnel d'un être vivant dans lequel il y a une absence d'excitation, qui pourrait résulter d'émotions telles que la colère ou la peur. En substance, la relaxation se produit lorsque le corps et l'esprit sont libérés de toute tension et de toute anxiété. Lorsqu'on entre dans cet état, le corps n'est pas stressé pour répondre aux demandes de l'environnement et, par conséquent, il est perçu comme un état de bien-être et de sérénité. Afin de réduire les tensions et le stress, surtout s'ils sont chroniques, il peut être utile d'apprendre quelques techniques de relaxation. La procédure la plus répandue et historiquement efficace est la "relaxation musculaire progressive", conçue par le médecin et psychophysiologiste américain **Edmund Jacobson** dans les années 1930 et illustrée en 1959 dans ***How to relax and Have your baby*** (McGraw-Hill, 1959). Elle consiste, comme nous le verrons dans le chapitre sur les émotions, à alterner des moments où certains muscles sont volontairement contractés et des moments où ces muscles sont relâchés. On peut commencer, par exemple, par serrer les mains pendant cinq secondes, puis les relâcher soudainement

---

[23] Dott. Duccio Baroni, op. cit.

pendant les quinze secondes suivantes ; on passe ensuite aux bras, aux épaules, etc. On peut également répéter le "cycle" plusieurs fois jusqu'à un maximum de trois répétitions. "Si l'exercice est fait quotidiennement, en quelques semaines, il deviendra de plus en plus facile de se rappeler l'état de relaxation, permettant d'y entrer même si l'on pense simplement à se détendre". [24]

Un aspect qui est souvent sous-estimé est la qualité et la quantité de **sommeil** dont les êtres humains ont besoin. Lorsque nous sommes stressés, les hormones responsables de l'activation physiologique, appelées glycocorticoïdes, "stimulent le cerveau, rendant difficile l'endormissement ou perturbant les phases profondes du sommeil"[25]. En outre, le sommeil étant le moment où le cerveau se repose et recharge son énergie, le manque de sommeil nuit à la mémoire et à la concentration pendant les heures d'éveil. Ces derniers sont en fait eux-mêmes une source de stress. Les principales mesures que l'on pourrait mettre en place sont les suivantes : dormir au moins sept heures par nuit ; pratiquer des activités relaxantes dans les quatre-vingt-dix minutes précédant le coucher ; établir une routine de sommeil avant le coucher, par exemple en faisant les mêmes choses dans les dix minutes précédant le coucher (comme la lecture) ; manger légèrement le soir pour ne pas être encore en phase de digestion au moment de se coucher ; limiter la prise de substances stimulantes comme le café, le thé, le chocolat ou la nicotine au matin et jamais avant de s'endormir ; assurer un environnement propice au

[24] Dott. Duccio Baroni, op. cit.

[25] Dott. Duccio Baroni, op. cit.

sommeil, c'est-à-dire une bonne qualité de l'air et une température d'environ dix-huit degrés.

En plus de toutes ces activités, il est également important de maintenir ses **relations sociales** vivantes et actives. Lorsque, par exemple, les exigences professionnelles augmentent, cela entraîne une réduction des activités sociales et de loisirs. En gros, on a tendance à moins sortir avec ses amis et à faire moins d'activités gratuites, pour s'amuser ou pour le plaisir. Ceci, bien qu'apparemment compréhensible, a des effets délétères et négatifs sur le bien-être psychologique et physique. Avoir des moments de partage avec ses proches à un puissant effet anti-stress sur l'organisme humain, car la connexion avec les autres régule l'état émotionnel et permet à l'organisme de se rééquilibrer.

# LA TRANSFORMATION

## CHANGER LES HABITUDES NÉGATIVES

Qu'est-ce que les habitudes négatives et comment sont-elles créées ?

Dans le chapitre précédent, nous avons parlé du stress, en particulier nous avons découvert que la présence continue de situations stressantes peut devenir préjudiciable au bien-être physique et mental de notre corps. Bien que le stress soit une réponse naturelle et automatique de notre organisme, il est possible de réagir en renforçant sa résilience individuelle, notamment par certaines stratégies visant à réduire les stimuli de l'environnement extérieur. Comme nous l'avons vu, changer d'attitude est essentiel pour pouvoir modérer les situations stressantes, même les plus négatives et traumatisantes que nous rencontrons au cours de notre vie. Pour réussir à changer d'attitude, il est nécessaire de transformer sa perspective, donc (comme nous le verrons bientôt) aussi ses habitudes et ses pensées.

Nous allons maintenant aborder la partie transformation. Nous avons compris la signification de la résilience, nous avons vu ce que cela signifie de faire face aux situations qui affectent notre quotidien, maintenant nous allons voir comment améliorer notre approche de la vie et la rendre plus forte, plus résiliente. Dans ce chapitre, en particulier, nous traiterons des **habitudes**, qui sont au cœur de notre vie. Si, à l'origine, on pensait que les habitudes étaient la conséquence du caractère d'une personne, on tend aujourd'hui à penser que le caractère est la manifestation concrète d'habitudes plus établies.

Mais alors, qu'est-ce qu'une habitude ?

Les habitudes sont les gestes que nous répétons automatiquement au quotidien et qui définissent la réalité de notre existence. En général, les humains ont tendance à penser qu'ils sont maîtres de leurs décisions, mais la recherche prouve le contraire. Une étude réalisée en 2006 par des chercheurs de l'université Duke, en Caroline du Nord, a montré que plus de 40 % des actions que les gens effectuent au quotidien ne sont pas le résultat de véritables décisions, mais de simples habitudes. En fait, presque chaque seconde d'action que nous effectuons est une habitude. Il peut sembler qu'une seule habitude n'est pas importante en soi, cependant, avec le temps, cette même habitude peut devenir décisive pour notre santé, notre productivité, nos finances personnelles et même notre bonheur. Les repas que nous prenons, la fréquence de nos séances d'entraînement, la façon dont nous organisons nos pensées et notre routine quotidienne peuvent influencer notre vie et, par conséquent, notre bien-être psychophysique. Depuis de nombreuses années, de nombreux écrivains et scientifiques se sont consacrés à l'étude des habitudes, en particulier de leurs origines et de leur fonctionnement. Cependant, ce n'est que récemment - plus précisément au cours des vingt dernières années - que les experts en la matière ont commencé à comprendre comment les habitudes fonctionnent et, surtout, comment elles changent. Les habitudes peuvent également être définies à un niveau neuroatomique, en tant qu'adaptations qui ont lieu dans notre cerveau. Ils ne sont rien d'autre que les choix que nous faisons volontairement et qui, après une certaine période, deviennent mécaniques. Au début, chacun d'entre nous décide consciemment de la quantité de nourriture qu'il va manger ou de ce qu'il va faire après s'être levé du lit. Puis, sans crier gare, nous cessons de choisir et agissons automatiquement. Changer une habitude n'est en aucun cas rapide et facile, mais c'est toujours possible. Pour changer nos habitudes, nous devons comprendre le processus qui sous-tend leur création : ce n'est qu'ainsi que nous pourrons reconstruire le modèle de comportement que nous voulons et l'intégrer dans notre vie.

Selon **Charles Duhigg**, un journaliste d'investigation américain, le cerveau transforme les routines quotidiennes en habitudes pour optimiser le temps et économiser l'énergie, qui peut être utilisée ailleurs. *Il potere delle abitudini* (Tea, 2014), Duhigg écrit :

"Les habitudes, disent les scientifiques, apparaissent parce que le cerveau est constamment à la recherche de moyens d'économiser des efforts. Laissé à lui-même, le cerveau essaiera de transformer presque n'importe quelle routine en habitude, car les habitudes permettent à notre esprit de ralentir plus souvent".

Le processus de formation des habitudes est un cycle en trois étapes :
"D'abord, il y a un **signal**, un déclencheur qui indique à votre cerveau de passer en mode automatique et quelle habitude utiliser. Ensuite, il y a la **routine**, qui peut être physique, mentale ou émotionnelle. Enfin, il y a une **récompense**, qui aide votre cerveau à déterminer si ce cycle particulier vaut la peine d'être mémorisé à l'avenir. Avec le temps, ce cycle -

signal, routine, récompense ; signal, routine, récompense - devient de plus en plus automatique. Le signal et la récompense s'entremêlent jusqu'à ce qu'un puissant sentiment d'anticipation et de désir **émerge**." [26]

Le signal, la routine et la récompense sont les trois éléments qui constituent le **cycle de l'habitude**, ou *boucle de l'habitude*. Le signal peut être déclenché par un bonbon, une publicité, un lieu particulier, une émotion ou la compagnie de certaines personnes - bref, n'importe quoi. La routine, quant à elle, peut être simple ou complexe et peut avoir des durées différentes (certaines routines, par exemple, peuvent durer quelques millisecondes, comme les routines d'émotion). Enfin, la récompense peut être générée par une gratification physique (comme la nourriture ou les drogues) ou émotionnelle (comme le sentiment de fierté après avoir atteint un objectif). La découverte du cycle des habitudes a permis l'émergence d'une prise de conscience fondamentale chez l'homme : à partir du moment où l'on identifie les éléments qui composent une habitude, il sera plus facile de gérer cette habitude et, si nécessaire, de réussir à la manipuler :

"Lorsqu'une habitude apparaît, le cerveau cesse de participer pleinement au processus de décision. [...] Par conséquent, à moins de combattre délibérément une habitude - à moins de trouver de nouvelles routines - le modèle se développera automatiquement. Cependant, le simple fait de comprendre comment les habitudes fonctionnent - en apprenant la structure du cycle des habitudes - permet de les contrôler plus

---

[26] Charles Duhigg, "Il potere delle abitudini", Tea, 2014

facilement. Une fois que vous avez décomposé une habitude en ses composants, vous pouvez jouer avec les engrenages." [27] Cela signifie que si nous parvenons à comprendre le fonctionnement du cycle des habitudes et à identifier tous les éléments qui composent une habitude, nous pouvons également la modifier à un stade ultérieur. Bien que les habitudes puissent être modifiées ou remplacées, elles ne disparaissent jamais complètement, car elles sont encodées dans les structures de notre cerveau. D'une part, cela nous permet de ne pas devoir apprendre à chaque fois une action quotidienne, comme marcher, faire du vélo, nager ou conduire ; d'autre part, cela ne permet pas à notre cerveau de distinguer les bonnes habitudes des mauvaises. Dès que le cerveau perçoit un signal, le cycle de l'habitude est activé, quelle que soit la nature de l'habitude elle-même. En substance, les habitudes sont **puissantes**, mais **fragiles**. Elles façonnent notre vie en permanence, sans même que nous nous en rendions compte : elles sont si fortes que notre cerveau peut se permettre de s'y fier complètement, à l'exclusion du bon sens. De plus, ils génèrent de véritables "désirs neurologiques" qui apparaissent généralement de manière progressive, de sorte qu'il sera très difficile de remarquer leur présence et, surtout, leur influence. Dans tous les cas, les habitudes peuvent être remodelées. Dans la section suivante, nous verrons comment.

## Comment changer ses propres habitudes

Comme nous l'avons vu, une habitude ne peut pas être complètement désamorcée, mais elle peut être modifiée. Le meilleur moyen d'y parvenir est de recourir à **la règle d'or du**

---

[27] Charles Duhigg, op. cit.

**changement d'habitude**. Selon cette règle, si le même indice et la même récompense d'une habitude sont maintenus, une nouvelle routine peut être introduite. En substance, nous pouvons agir sur le cercle des habitudes en remplaçant une routine par une autre, tant que le signal et la récompense restent identiques. La règle d'or du changement d'habitudes a été appliquée avec succès pour résoudre diverses situations problématiques liées, par exemple, à l'obésité, à l'alcoolisme, aux déséquilibres obsessionnels-compulsifs et à d'autres comportements pouvant être considérés comme autodestructeurs. Bien que cette approche soit très efficace, elle ne suffit pas à maintenir l'habitude modifiée dans le temps. Les gens, tout d'abord, doivent **croire que le changement est possible**. Croire que l'on peut changer ses habitudes joue un rôle fondamental : si nous ne sommes pas convaincus que nous pouvons le faire, nous échouerons. C'est pourquoi, selon Duhigg, de nombreux changements se produisent plus facilement au sein d'un groupe de soutien.

Alors comment changer une habitude ?

Selon l'écrivain **Stephen Guise**, auteur du livre *Mini Habits* (CreateSpace Independent Publishing Platform, 2013), transformer une habitude nécessite : 1) **de fixer de petits objectifs** (ou victoires), c'est-à-dire des réalisations faciles à atteindre mais qui permettent de renforcer la confiance dans le changement, et 2) de se concentrer sur des **habitudes dites clés**, qui ont le pouvoir d'influencer de multiples aspects de notre vie. Les personnes qui font du sport, par exemple, ont tendance à manger plus sainement, à être plus productives au travail et à se sentir moins stressées (comme nous l'avons vu précédemment, le sport aide à soulager le stress). Pour l'auteur **James Clear**, auteur du livre *Atomic Habits : An Easy & Proven Way to Build Good Habits & Break Bad Ones* (Avery, 2018), il faut environ **deux mois** pour établir une nouvelle habitude, car le cerveau a besoin de temps pour l'enregistrer et la mémoriser. Selon une étude menée par l'University College London, il faut entre 18 et 254 jours pour créer une nouvelle habitude, soit une moyenne de **66 jours** (donc environ deux mois).

A la base de la création de toute nouvelle habitude, il y a trois éléments : **la volonté**, la **motivation** et **la répétition de l'action**. Se lancer est toujours fatigant, cependant, si ces trois éléments sont réunis, on ne peut qu'atteindre son objectif avec succès. Pour déclencher le cycle des habitudes, il est bon **d'agir tôt** et **de rendre le "signal" visible**. Par exemple, si nous voulons commencer à courir régulièrement tôt le matin, nous pouvons préparer nos vêtements la veille et les placer à un endroit stratégique. Ainsi, dès que nous les remarquerons le lendemain matin, nous enverrons un signal au cerveau, qui l'enregistrera et le consolidera à force de réaliser cette action. La motivation s'affaiblit avec le temps, étant influencée par notre humeur et notre état d'esprit. La volonté, en revanche, est comme un muscle qui doit être entraîné, tout comme la **résilience**. Ce n'est d'ailleurs pas un hasard si la volonté et la résilience s'influencent mutuellement : si j'entraîne ma résilience, ma volonté augmentera également et vice versa. Pour augmenter sa volonté, il suffit de **choisir** de faire quelque chose. Lorsque la volonté est suffisamment entraînée, elle devient une habitude en soi, qui peut être utilisée pour d'autres actions quotidiennes et donc pour d'autres habitudes. Le meilleur moyen d'assurer la répétition est la construction de **rituels quotidiens**, matin ou soir, qui permettent de stabiliser l'habitude. Grâce aux rituels, le cerveau incite les actions que, dans les moments de fatigue et de découragement, nous avons décidé de remettre à plus tard. Une autre façon d'assurer la répétition est **d'enregistrer ses réalisations et ses succès**, dans un journal ou sur tout autre instrument (même un téléphone portable ou un ordinateur), de sorte qu'il est plus facile de rester constant et fixé sur son objectif.

## Pour conclure

En résumé, si nous souhaitons changer une habitude, il est nécessaire de trouver une routine alternative, plus saine et plus positive, avec le même signal et la même récompense que l'ancienne. De plus, ce processus n'est pas possible s'il n'y a pas de confiance dans le changement. Pour consolider une habitude, en revanche, il faut de la motivation, de la volonté et de la répétition, sinon le cerveau ne pourra pas intégrer la nouvelle habitude aux autres. Changer ses habitudes n'est pas facile, mais c'est réalisable. On dit que la personne d'aujourd'hui est le résultat des habitudes qu'elle a adoptées au cours des cinq dernières années. Ainsi, si nous décidons aujourd'hui d'adopter de nombreuses nouvelles et bonnes habitudes, nous serons une meilleure version de nous-mêmes dans cinq ans. Si nous nous fixons de petits objectifs chaque jour, à long terme, la combinaison de ces objectifs produira un résultat étonnant. Là encore, tout cela est possible grâce à la plasticité cérébrale, qui rend le cerveau extrêmement adaptatif. S'il est possible d'agir sur ses habitudes quotidiennes, il sera tout aussi possible d'agir sur les pensées qui ponctuent notre esprit. À cet égard, nous verrons dans le prochain chapitre comment remplacer les pensées négatives par des pensées plus positives et épanouissantes.

# BANNIR LES PENSÉES NÉGATIVES

## La présence des pensées négatives

La façon dont les êtres humains gèrent la réalité qui les entoure est le résultat de l'histoire de l'évolution. Certains comportements, attitudes et pensées actuels sont liés à des besoins primordiaux : le but de notre évolution, en effet, n'est pas de créer une vie heureuse, mais d'assurer la survie de l'espèce. Ainsi, dans un souci de survie, notre organisme, en particulier notre système nerveux central, est programmé pour avertir des dangers potentiels qui pourraient survenir dans une situation donnée. Or, comme nous l'avons vu dans le chapitre sur le stress, les dangers qui nous entourent ne sont plus physiques mais psychophysiques et, pour cette raison, entourent sans cesse nos têtes. En plus de créer un grand stress psychologique, la présence de ces dangers "non menaçants" peut entraîner l'émergence de **pensées négatives**, qui compromettent notre bien-être mental et affaiblissent notre résilience intérieure. On dit, métaphoriquement parlant, que les êtres humains ont du Velcro pour les pensées négatives et du Téflon pour les pensées positives : les pensées négatives ont tendance à rester "coincées" dans l'esprit (comme le Velcro), tandis que les positives ont tendance à glisser (comme le Téflon). Il arrive souvent que certaines pensées négatives attirent d'autres pensées négatives, créant ainsi un cercle vicieux de malaise et d'agitation. Même une seule pensée peut devenir un puissant aimant pour d'autres pensées nuisibles et destructrices. En général, les pensées négatives sont générées par des émotions désagréables, comme la tristesse, la culpabilité, la colère et la déception. Parfois, ces émotions peuvent être si fortes qu'elles affectent le comportement des personnes et, dans les cas les plus graves, peuvent entraîner des troubles anxieux (tels que les attaques de panique, l'agoraphobie et les troubles obsessionnels compulsifs) et la dépression.

Qu'est-ce donc que la pensée négative ?

La pensée est le produit de l'activité mentale, obtenue par l'extrême complexité des connexions neurologiques, qui se manifeste par la formation d'idées, l'imagination, la conscience, les désirs, le jugement et toute représentation du monde. Une pensée négative est donc une représentation déformée et irrationnelle de la réalité. De nombreuses pensées négatives, en particulier celles liées à la généralisation excessive, agissent sur la base de deux principes : le "rejet du positif" et la maximisation ou la minimisation : le premier principe fait référence au rejet de toute reconnaissance positive qui pourrait s'opposer à la pensée illogique ; le second principe, en revanche, fait référence à la tendance à amplifier les aspects négatifs et à minimiser les aspects positifs. Les pensées négatives, en effet, sont souvent extrêmes et catastrophiques, elles se caractérisent par une évaluation négative qui dépasse la situation individuelle et affecte différents domaines de la vie.

Tout le monde, malheureusement, traverse des périodes difficiles dans sa vie, souvent à la suite d'un traumatisme ou même d'un deuil. Dans ce cas, il est compréhensible et normal de connaître une période de tristesse au cours de laquelle des pensées tristes et malheureuses sont présentes, qui prennent du temps à être traitées et dépassées. Le problème se pose lorsque des pensées négatives apparaissent même dans des situations quotidiennes et non dramatiques. Un signe de cette tendance négative est l'utilisation fréquente de phrases contenant des mots tels que "toujours", "jamais", "tout" et "aucun". Si la tendance est très profondément ancrée, elle peut conduire la personne à avoir un dialogue intérieur continu, plutôt destructeur et conflictuel. Les pensées négatives particulièrement "mauvaises" ou "laides", surtout lorsqu'elles sont très persistantes, sont généralement de nature **obsessionnelle** et peuvent être le signe de la présence d'un **trouble obsessionnel compulsif** (TOC).

Le cercle vicieux des pensées négatives conditionne nos choix et limite nos actions. Il absorbe toute notre énergie et, pour cette raison, nous pousse souvent à baisser les bras dans les situations les plus stressantes. Si elles ne sont pas prises en charge instantanément, si elles ne sont pas contrôlées correctement, les pensées négatives peuvent détériorer la qualité de notre vie. Si nous nous laissons influencer par des pensées négatives, leur pouvoir augmentera et il sera difficile de les atténuer. On ne peut pas les éliminer complètement, mais on peut les repousser et les remplacer, il suffit de faire un peu d'exercice. Dans la section suivante, nous verrons comment procéder.

## Remplacer les pensées négatives par les pensées positives

Est-il possible de remplacer une pensée négative par une pensée positive ? Oui, c'est possible. Et pour ce faire, il faut suivre quelques étapes simples.

Tout d'abord, pour bannir une pensée négative, il est nécessaire de **cesser de croire à cette pensée négative**. Bien que cesser de croire à une idée ou à un concept semble impossible, il est important de se rappeler qu'une pensée n'est pas une vérité absolue, aussi concrète et certaine qu'elle puisse paraître. Ce n'est qu'une pensée. Il faut plutôt essayer d'identifier la raison et les déclencheurs de son apparition, de le comprendre dans sa globalité et de lui donner un nom. Il faut essayer de comprendre s'il s'agit d'une situation récente ou d'un événement du passé, qui se prolonge depuis lors.

La deuxième étape consiste à **vérifier la pensée négative**. Il s'agit de soumettre la pensée à une "évaluation objective qui tient compte plus correctement de la situation réelle". [28] Pour ce faire, il faut écrire la pensée négative, la lire à haute voix plusieurs fois et évaluer si la pensée est réellement vraie et correcte. Généralement, vue en noir et blanc, la pensée négative apparaît comme une exagération de la situation dont elle est issue. Nombre de nos pensées négatives proviennent d'incertitudes et de problèmes que nous nous sommes créés, et qui, en réalité, n'existent donc pas ou sont facilement résolus. Il arrive que l'on rumine quelque chose en étant convaincu que l'on peut le résoudre en y réfléchissant encore plus. Au lieu de chercher rapidement une solution, il est important d'inspecter nos pensées et d'identifier celles sur lesquelles il est préférable de s'attarder et celles à écarter.

---

[28] Dott.ssa Beatrice Corsale, "Come cambiare il pensiero negativo in pensiero positivo?", in
<https://www.psicologoansia.com/pensiero-positivo-negativo/>

Une fois que les pensées ont été analysées, nous en arrivons à la troisième étape, qui consiste à essayer de **changer de perspective**. Nous avons souvent tendance à exagérer certaines pensées, alors qu'il suffit de changer notre attitude à leur égard pour les annuler. Il faut se demander s'il existe des lectures alternatives de la situation initiale et les noter également, même si elles ne semblent pas convaincantes. En général, cet exercice "aide à reconnaître qu'en plus de la pensée négative, il peut y avoir d'autres points de vue et que certains d'entre eux sont réalistes, souvent plus que la pensée négative initiale". De cette façon, il est possible de mieux évaluer la situation et de voir qu'elle n'est pas aussi mauvaise qu'elle ne le semblait au départ." [29] Il sera alors plus facile de trouver une idée plus adéquate et plus convaincante. Cela influencera également les émotions, qui seront plus agréables et, surtout, moins destructrices. Par exemple, au lieu de dire : "Aujourd'hui, tout va mal !", on pourrait dire : "Aujourd'hui, certaines choses n'ont pas marché, mais d'autres ont marché".

La quatrième étape consiste donc à **trouver une pensée positive** ou simplement plus réaliste pour remplacer la pensée initiale, de manière à générer un sentiment immédiat de soulagement, de tranquillité et de légèreté. Au fil du temps, en suivant ces étapes chaque fois que nous sommes submergés par des pensées négatives, nous améliorerons notre humeur et nos relations interpersonnelles, réduirons notre anxiété et notre tristesse, augmenterons notre bien-être et réaliserons nos projets personnels, ce qui alimentera notre résilience intérieure.

---

[29] Dott.ssa Beatrice Corsale, op. cit.

## Pour conclure

Penser négativement peut devenir une mauvaise habitude qui peut toutefois être remplacée par une habitude plus saine et plus positive. Comme pour tout changement d'habitude, passer de la pensée négative à la pensée positive demande beaucoup d'engagement et la volonté de prendre du temps pour soi. Changer notre approche mentale, comme changer nos habitudes, peut apporter d'énormes bénéfices dans notre quotidien et améliorer la qualité de notre vie. Comme le dit le grand maître de la pensée positive, **Norman Vincent Peale** : "Notre bonheur dépend des habitudes mentales que nous cultivons. Pratiquez donc des pensées heureuses tous les jours. Développez l'habitude du bonheur, et la vie deviendra un festin continu." S'entraîner à projeter des pensées positives dans son esprit est essentiel pour pouvoir mener une vie saine, paisible et heureuse.

La transformation de soi est une étape importante pour révolutionner notre vie : elle nous amène non seulement à changer notre attitude à son égard, mais nous aide aussi à avoir une vision différente, meilleure, de nous-mêmes. Les stimuli extérieurs, tout comme ceux de l'intérieur, seront toujours présents, mais si nous changeons notre façon de voir les choses et agissons sur nos mauvaises habitudes et les pensées négatives qui encombrent notre esprit, nous pourrons réagir plus fortement et résister face aux difficultés. Se changer soi-même n'est pas facile et ne le sera jamais, mais pour devenir plus résilient, nous devons faire un pas de plus, sortir de notre zone de confort et travailler sur nous-mêmes. Dans la dernière partie de ce livre, nous nous plongerons dans l'action, c'est-à-dire dans la manière dont nous devons nous comporter dans certaines circonstances afin de nous engager dans une vie plus résiliente et donc meilleure, en commençant par un sujet sensible pour tous et qui nous rend particulièrement vulnérables, à savoir l'échec.

# L'ACTION

## GERER L'ÉCHEC

### L'échec est le secret du succès

Après avoir été exclu de l'équipe de basket du lycée, il est rentré chez lui, a fermé la porte de sa chambre et a pleuré. Nous parlons de **Michael Jordan**, six fois vainqueur de la NBA (National Basketball Association, la première ligue de basket-ball professionnel aux États-Unis et au Canada) et l'un des meilleurs joueurs de tous les temps. Michael lui-même a déclaré : "J'ai raté plus de 9000 tirs dans ma carrière. J'ai manqué près de 300 matchs. 26 fois, on m'a donné la confiance nécessaire pour faire le tir gagnant à la dernière seconde et j'ai raté. J'ai échoué encore et encore et encore dans ma vie. C'est pourquoi j'ai réussi. Les gens passent des heures, des mois, des années à chercher le succès. La réalité est que tout le monde ne s'en approche pas, car tout le monde ne persiste pas assez longtemps pour y parvenir. Un élément essentiel du succès est précisément **l'échec**. On souffre de l'échec et, pour cette raison, on a peur de l'échec : on a peur de ne pas être à la hauteur, de ne pas atteindre ses objectifs, d'être déçu par soi-même. Tout le monde échoue, tout le monde, même les personnes qui ont marqué l'histoire, même Albert Einstein, Oprah Winfrey, Walt Disney et tous ceux qui ont réussi dans leur vie. Lorsque nous observons la vie des autres, la vie des personnes qui ont réussi, nous avons tendance à ne considérer qu'une seule composante, celle du **succès**, et à oublier, au contraire, combien de fois les gens ont dû se heurter à un mur et revenir sur leurs pas. Les histoires de réussite, si on les analyse avec un peu plus d'attention, sont pleines d'échecs.

Qu'est-ce que l'échec ?

L'échec est un **sentiment désagréable** associé au fait de ne pas avoir réussi à atteindre les objectifs fixés, que ce soit à court ou à long terme. Il arrive à tout le monde de ressentir un "échec" ou, à tout le moins, d'avoir l'impression d'avoir échoué à quelque chose à un moment donné de sa vie. Bien que ce sentiment soit intense, douloureux et accablant, il est nécessaire au développement personnel et donc à la réussite de chacun. Face à l'échec, les gens réagissent différemment : il y a ceux qui prennent l'échec comme une leçon de vie pour grandir et s'améliorer ; d'autres, au contraire, le prennent comme une punition, au point d'être oppressés par la douleur et de finir par affecter leurs performances futures. Il est important de faire la distinction entre le sentiment d'échec dû à **une erreur ou à un revers** et le sentiment d'échec qui survient **sans véritable raison**.

Dans le **premier cas**, le sentiment vient de l'expérience de l'échec. Normalement, après les premiers moments, une personne commence à raisonner sur les raisons de son échec et va ensuite essayer de le surmonter et d'éviter de commettre les mêmes erreurs. Cependant, il peut arriver que la réaction à l'expérience de l'échec soit très intense et dure longtemps. Cela peut être dû à l'inclinaison du caractère et à la personnalité de la personne. La personnalité, en effet, influence la façon dont nous réagissons face à l'échec :

"Lorsqu'il s'agit de réagir face à un échec, la personnalité est l'un des principaux facteurs à prendre en compte. En ce sens, les personnalités fortes et matures mettent en branle tous les mécanismes de défense pour surmonter le revers de manière positive. Les personnalités plus faibles et peu sûres d'elles ont tendance à s'effondrer face à des obstacles relativement mineurs." [30]

Dans le **second cas**, cependant, le sentiment provient d'"échecs imaginaires", pour lesquels il n'existe aucune raison concrète. Cela se produit principalement lorsqu'une personne se sent particulièrement incapable et incompétente pour résoudre le moindre revers. Il s'agit principalement du sentiment d'échouer ou d'avoir échoué en général, dans la vie, et peut déclencher de graves complexes d'infériorité et conduire la personne à développer une sorte de "syndrome d'échec". La personne qui se sent "ratée" pense qu'elle n'a pas réussi à faire quelque chose de bien dans sa vie et que, pour cette raison, elle ne pourra jamais réussir. C'est une insatisfaction constante, qui concerne le passé, le présent et, si elle persiste, également l'avenir. La personne qui a "échoué" se sent souvent frustrée et inadéquate et adopte une attitude de renoncement. En bref, il se transforme en un être passif, inepte, incapable de réagir face

[30] La Mente è Meravigliosa, "Sentirsi dei falliti: un'emozione dolorosa", in <https://lamenteemeravigliosa.it/sentirsi-dei-falliti-unemozione-dolorosa/>, 16 luglio 2019

aux difficultés de la vie. La personne "ratée" perd son esprit d'initiative, son intérêt pour le monde, sa capacité à résister et à surmonter ses propres limites. La résilience de ces personnes s'estompe lentement jusqu'à disparaître presque totalement. Il n'est pas étonnant, en fait, que de nombreuses personnes qui éprouvent ce sentiment cherchent une distraction et commencent à consommer des drogues et des alcools pour échapper au désarroi et aux considérations qu'elles ont sur elles-mêmes.

## Comment surmonter l'échec

Face à l'échec, certaines personnes se sentent perdues et désorientées, d'autres reprennent rapidement leurs forces et se remettent en route. Chacun réagit à l'échec à sa manière. Le "syndrome d'échec" est certainement un cas extrême qui touche un très faible pourcentage de personnes. Cependant, il y a toujours le risque d'être entraîné dans l'incertitude et la désolation après un échec. Et si cela se produit, il faut se souvenir de mettre les pieds sur terre, de se lever et de dire "assez !", de faire le point sur ce qui s'est passé, de retrousser ses manches et de recommencer. Tout le monde peut avoir un pneu crevé en conduisant sur une route : il suffit de s'arrêter, de le remplacer ou, si nécessaire, de demander de l'aide. Une fois réparé, vous pouvez tranquillement reprendre la route là où vous l'avez laissée. L'échec n'est pas la fin du monde et, comme nous l'avons déjà dit, tout le monde échoue tôt ou tard. Ce qui distingue les personnes qui réussissent des autres, ce sont essentiellement deux facteurs : une forte **passion** pour leur objectif et une **résilience** intérieure très développée. Si la passion anime les projets des grands rêveurs, la résilience leur permet de les réaliser.

Les personnes qui réussissent sont capables de surfer sur les vagues de la vie et ne sont pas constamment intimidées par le risque qu'elles prennent. Ils sont capables de supporter la douleur de l'échec et d'affronter les difficultés sans se plaindre excessivement ni s'apitoyer sur leur sort. Ils vivent dans le présent et sont conscients qu'ils sont exposés au danger et à l'adversité, mais en même temps ils sont capables de surmonter les obstacles avec jugement et audace. Ce sont des personnes qui ont développé une forte **résilience** et qui, par conséquent, ont dû subir des défaites et des revers, mais qui ont réussi à les transformer en matière première pour se construire. Nous ne devons pas continuer à cultiver l'idée que les personnes qui réussissent, celles qui ont construit une vie "parfaite", ont trop de chance, car les faits montrent le contraire. En raisonnant ainsi, on risque de tomber dans la victimisation et d'utiliser la "chance" des autres pour justifier ses propres échecs constants.

La résilience est une caractéristique que les êtres humains devraient apprendre à développer dès leur enfance. Comme nous l'avons vu dans les pages précédentes, les enfants ont un niveau de résilience plus élevé que les adultes. Mais malheureusement, la culture, les écoles et la manière même dont les enfants sont éduqués ne favorisent pas la résilience. En fait, on essaie d'empêcher l'enfant de tomber dans l'échec afin de le protéger d'éventuels "complexes mentaux". Cependant, agir de la sorte affaiblit la matière première que l'enfant pourrait utiliser pour se renforcer. Au cours de ses premières années de vie, l'enfant doit apprendre à être dans le monde et, pour cette raison, il commet sans cesse des erreurs.

Il fait des erreurs, tombe et se relève. Il fait des erreurs, perd quelque chose et le reprend. C'est par ce mécanisme que l'enfant construit une meilleure compréhension de lui-même, ce qui implique également l'échec.

Que faire, alors, pour stimuler la résilience dans les moments de découragement, après un échec ?

Tout d'abord, il faut **évaluer l'adéquation des objectifs fixés**. Il s'agit plutôt d'une condition préalable pour réussir à réaliser ses objectifs. Des objectifs disproportionnés, totalement hors de notre portée, peuvent nous conduire plus facilement à l'échec. C'est comme si une personne qui n'a jamais gagné une course aux championnats provinciaux décidait de participer aux championnats du monde ou même aux Jeux olympiques. Dans ce cas, il est inévitable d'échouer, car cet objectif était totalement inadapté à sa préparation. Il est essentiel de partir du bon pied et, par conséquent, de se fixer des objectifs concrets et réalisables.

Deuxièmement, il faut **évaluer ce qui s'est passé et pourquoi**. Les êtres humains ont une prédisposition naturelle à supprimer les échecs. Cependant, c'est précisément parce que nous essayons de les supprimer qu'ils restent en suspens : le manque de compréhension et de remaniement donne aux échecs une sorte d'énergie négative qui nous suit comme une ombre chaque fois que nous essayons de poursuivre un nouvel objectif. L'analyse du "quoi" et du "pourquoi" nous permet de regarder l'échec dans les yeux, de l'étudier et de reconnaître les erreurs commises. Ce n'est que de cette façon, en faisant la lumière sur ce qui s'est passé, que l'ombre de l'échec s'estompera.

Troisièmement, il est nécessaire **d'évaluer quelle leçon se dégage de l'échec**. Une fois que nous avons compris ce qui s'est passé et pourquoi, nous devons nous demander : que nous apprend cet échec ? Quels messages nous envoie-t-il ? Que nous n'étions pas assez préparés, que nous étions trop impulsifs ou, au contraire, trop réfléchis, ou que nous avons attendu trop longtemps ? Il est important de comprendre quelles leçons nous pouvons tirer de l'échec.

Quatrièmement, **nous ne devons pas nous identifier à la défaite**. Tout d'abord, si nous nous identifions à la défaite, nous ne pourrions pas faire face aux différentes étapes de l'évaluation mentionnées ci-dessus. De plus, le jugement global que nous portons sur nous-mêmes serait affecté en conséquence. En bref, nous ne dirions plus "J'avais tort à propos de ceci, parce que...", mais plutôt "J'avais tort".

Cinquièmement (et enfin), **nous ne devons pas nous sentir seuls**. L'échec entraîne un sentiment de solitude : il nous donne l'impression d'être les seuls à avoir fait une erreur, les seuls à avoir échoué. Partager ses échecs avec d'autres, avec humilité et honnêteté, permettrait non seulement d'élargir notre vision du monde, mais aussi de se sentir moins seul : d'autres échouent aussi et, même dans les cas les plus critiques, se relèvent. Ainsi, l'idée de s'isoler dans l'échec, de le considérer comme une faiblesse, voire une honte, est destructrice et nous éloigne de la réalité des faits, à savoir que tout le monde fait des erreurs et qu'il n'y a rien de mal à le faire.

La valeur que nous accordons à l'échec est entièrement subjective. Si nous décidions de considérer l'échec comme la fin du monde, nous nous comporterions en conséquence :

nous cesserions d'essayer, nous nous refermerions sur nous-mêmes et risquerions d'être victimes du "syndrome de l'échec". Au contraire, si nous décidions de le voir comme un défi, qui peut bien ou mal se passer, mais qui nous donnerait néanmoins l'occasion d'apprendre, de nous former et de grandir, alors la probabilité de se relever après une chute serait plus rapide et notre résilience agirait de la bonne manière : en nous incitant à ne jamais abandonner dans la poursuite de nos rêves.

# ÉVITAR LA PROCRASTINATION

## Le problème de la procrastination

"Tu peux continuer à tergiverser, mais le temps ne le fera pas pour toi." Et comment blâmer l'un des pères fondateurs des États-Unis d'Amérique, Benjamin Franklin. D'autre part, nous procrastinons tout le temps : nous le faisons au travail, dans les tâches ménagères, dans les relations interpersonnelles et même dans les rendez-vous médicaux. Il est tellement typique pour l'être humain de "reporter" tous ces petits désagréments fastidieux d'un jour à l'autre que les philosophes et les scientifiques ont toujours essayé de comprendre pourquoi. Il existe une définition agréable et plutôt véridique, selon laquelle la procrastination est l'art de faire n'importe quoi, sauf ce que nous devrions réellement faire :

"Le vrai procrastinateur professionnel, celui qui a des années de "*procrastination*" derrière lui, a toujours quelque chose à faire : ranger son bureau, vérifier ses e-mails, tailler ses crayons, adhérer à la Ligue pour la protection des paresseux nains des Andes du Nord ; bref, tout sauf ce qui devrait vraiment être fait." [31]

---

[31] Andrea Giuliodori, "Il segreto per non procrastinare", in <https://www.efficacemente.com/no-procrastinazione/non-procrastinare/>, 1° dicembre 2018

Tout le monde ne procrastine pas pour la même raison. Cependant, il est possible de dire que la procrastination est un **mécanisme de défense** adopté par notre cerveau. Selon plusieurs psychologues, dont **Neil Fiore**, auteur du livre *The Now Habit : A Strategic Program for Overcoming Procrastination and Enjoying Guilt-Free Play* (Jeremy P. Tarcher, 2007), notre esprit utilise la procrastination pour gérer et contenir l'anxiété que nous ressentons chaque fois que nous devons commencer une nouvelle tâche ou prendre une décision plus ou moins importante. Comme le montrent diverses études scientifiques, décider et commencer quelque chose sont deux activités qui demandent beaucoup de ressources mentales, pour lesquelles le cerveau doit travailler et donc beaucoup peiner. Pour contrebalancer cette énorme dépense d'énergie, l'esprit agit de manière à rendre la procrastination "agréable" et facile. En bref, pourquoi s'attaquer au problème quand on peut perdre du temps sur les *réseaux sociaux* ? La procrastination a en fait des raisons évolutives. Cependant, dans une société qui nous présente toutes sortes de distractions possibles, la procrastination constante est devenue une véritable "épidémie sociale".

Si nous revenions des millions d'années en arrière, nous nous rendrions compte que le monde était très différent de ce que nous connaissons aujourd'hui. En particulier, la Terre a été habitée par trois espèces humaines principales : *Homo Sapiens, Homo Erectus et Homo Neanderthalensis*. Cependant, en l'espace de plusieurs milliers d'années, une seule espèce a été confirmée, à savoir *l'Homo Sapiens* (auquel nous appartenons). Selon divers spécialistes, l'une des raisons de cet "avantage évolutif" était la capacité *d'Homo Sapiens* à **planifier**, c'est-à-dire à émettre des hypothèses sur les actions futures possibles et sur celles qui lui auraient permis de survivre plus facilement. Une capacité que *l'Homo Erectus* et *l'Homo Neanderthalensis* n'avaient pas réussi à développer à temps. La planification étant une compétence qui s'est développée avant le langage, d'un point de vue évolutif, la procrastination représente donc :

"Le moyen par lequel notre cerveau nous indique que notre plan est mauvais ou, pire encore, que nous n'avons pas de plan du tout. Bref, pas de petite voix dans notre tête qui nous dit que notre plan ne fonctionne pas, mais plutôt une baisse de motivation ou la tentation irrésistible de faire autre chose : la procrastination justement." [32]

Une confirmation de cette hypothèse est venue de la **procrastination dans l'étude**. Une étude réalisée en 1984 a montré que 50 % des étudiants procrastinaient régulièrement et considéraient que c'était un problème grave dans leur vie. Une autre étude réalisée en 1992 auprès de 608 étudiants universitaires a montré que 52 % d'entre eux estimaient avoir un besoin modéré à élevé d'aide en matière de procrastination. Enfin, une étude de 2004 a montré que 70 % des étudiants universitaires se classaient parmi les "procrastinateurs". En analysant les statistiques, il apparaît que presque tous les étudiants universitaires sont confrontés à la procrastination. En revanche, les étudiants les plus brillants, qui possèdent d'excellentes capacités de planification et une méthode d'étude efficace, semblent en être immunisés.

---

[32] Andrea Giuliodori, op. cit.

## Les stratégies pour éviter la procrastination

Tout le monde, pour une raison ou une autre, procrastine. Il peut arriver que nous soyons particulièrement fatigués ou que nous n'ayons pas la tête à accomplir un travail ou, tout simplement, des tâches ménagères. Cependant, la procrastination ne doit pas devenir la norme et compromettre notre routine quotidienne. Il est plausible de procrastiner lorsque ce que nous devons faire n'est pas d'une importance absolue, ou lorsqu'il y a une forte probabilité que quelqu'un d'autre puisse faire ce que nous remettons à plus tard, car cette tâche particulière sera de toute façon accomplie. En revanche, cela devient un problème lorsque nous remettons sans cesse à plus tard quelque chose qui est important et prioritaire et que personne d'autre n'est capable de faire pour nous. En fait, les cas de procrastination continue renvoient surtout à cette situation.

Pour pouvoir changer notre relation avec les défis qui se présentent à nous, pour apprendre à les gérer et à les affronter au bon moment, plusieurs stratégies efficaces et constructives peuvent être adoptées. Nous pouvons nous inspirer, par exemple, des stratégies énumérées ci-dessous.

1. **Définir les priorités et faire des petits progrès**

Si l'on ne sait pas clairement ce qui doit être fait en premier et ce qui doit être fait ensuite, ce qui est important et ce qui ne l'est pas, on risque fort de tomber continuellement dans le piège de la procrastination. L'établissement de priorités est essentiel pour atteindre ses objectifs : ce n'est qu'à partir d'une liste claire et définie (non pas de cent points, mais de trois, quatre ou cinq points) que l'on peut commencer à comprendre d'où l'on doit partir. L'établissement d'une liste de priorités, qu'elle soit hebdomadaire ou quotidienne, permet de clarifier ce à quoi il faut consacrer son temps et où il faut porter son attention à un moment donné de la semaine ou de la journée. Une fois que vous avez défini vos priorités, il est important de procéder étape par étape : ce n'est qu'ainsi qu'il sera possible d'atteindre votre objectif sans encombre. Souvent, nous avons tendance à procrastiner parce que nous essayons de franchir trop d'étapes en parallèle : nous voudrions tout faire tout de suite. Lorsque nous nous rendons compte que nous ne maîtrisons pas la situation, nous avons peur, nous nous rendons compte que la charge de travail est trop importante et nous finissons par trouver des excuses pour mettre de côté les choses plus importantes et, par conséquent, nous remettons à plus tard.

**2. Faire le "premier pas"**

Parfois, il suffit de commencer pour que quelque chose soit fait. Souvent, avant même de commencer une activité, nous la mettons en veilleuse, en nous disant que nous pourrons la faire une autre fois. L'astuce, cependant, consiste à fixer un seuil minimal pour toute activité, un seuil si bas que même la partie la plus paresseuse de nous-mêmes ne s'y opposera pas. **Tim Pychyl**, chercheur à l'université Carleton d'Ottawa (Canada), a promu cette approche sur un groupe de 45 étudiants et a constaté qu'une fois qu'ils avaient commencé une tâche, ils la trouvaient beaucoup moins stressante et difficile que lorsqu'ils ne l'avaient pas encore commencée, voire même plus agréable, prononçant des phrases telles que : "Je ne sais pas pourquoi j'ai remis à plus tard, ce n'est pas si mal !» où : "J'aurais pu faire mieux, si seulement j'avais commencé plus tôt !". L'important est de commencer, de faire ce petit pas vers notre tâche. Peut-être, comme les étudiants de Pychyl, serions-nous surpris de la facilité avec laquelle nous pouvons le faire. Si, par exemple, vous devez travailler sur un e-mail que vous repoussez depuis longtemps, vous devriez au moins essayer de l'ouvrir : le simple fait d'avoir essayé provoquera une gratification immédiate qui vous motivera à continuer.

3. **Elaborer des plans de secours et prévenir les tentations**

Il peut arriver qu'une mésaventure se produise et nous fasse penser : "Je le ferai demain !". Imaginons, par exemple, que nous avions prévu de nous rendre au bureau en vélo et que, soudain, alors que nous étions sur le point de le prendre, il se mette à pleuvoir à verse. La première pensée serait sûrement de prendre la voiture. Et si, au lieu de laisser tomber les bonnes intentions, nous commencions à penser au bienfait du vélo, tant sur le plan mental que physique ? Les psychologues appellent cette technique "si, alors" et c'est une façon d'établir des "plans d'urgence". Il semble fonctionner précisément parce qu'il propose des actions spécifiques : une phrase telle que : "Si je vais au bureau en vélo, alors je pourrai me sentir en forme toute la journée !" sonne mieux qu'une phrase générique : "Je dois aller au bureau en vélo !". En outre, elle peut être efficace pour prévenir les situations à risque. Par exemple, il sera judicieux de mettre le téléphone portable en mode silencieux si une vibration suffit à nous distraire du travail et à nous faire procrastiner.

4. **Comprendre les raisons de la procrastination perpétuelle**

La plupart du temps, la procrastination est étroitement liée à la gestion du temps. Cependant, des problèmes plus profonds peuvent se cacher derrière. Vous pouvez essayer d'enquêter, en commençant par vous demander, par exemple, de quel type de procrastination il s'agit. Il est en effet difficile de s'attaquer à un ennemi aux contours vagues et confus, c'est pourquoi il est important de classer le type de procrastination auquel nous avons affaire. Certains retards peuvent être **inévitables**, parce que nous sommes surchargés d'engagements ou parce que nous devons faire face à une crise plus urgente (comme la nécessité de prendre soin d'un membre de la famille ou une urgence professionnelle) ; d'autres peuvent être dus à l'"**excitation**" : de nombreuses personnes agissent et travaillent mieux lorsqu'elles sont sous pression et reportent une tâche jusqu'à la dernière minute pour cette même raison ; d'autres encore sont hédonistes, suivant la devise "le plaisir d'abord, le devoir ensuite" : Il s'agit des retards motivés par le désir de se gratifier dans l'immédiat, en repoussant les engagements ; ou dus à des **problèmes psychologiques**, à cause d'une condition aiguë (comme un deuil ou un traumatisme) ou chronique (comme la dépression ou les crises de panique) ; enfin, nous avons les **intentionnels**, qui ne sont pas de vraies procrastinations, mais plutôt un besoin de prendre le temps de réfléchir ; et les **irrationnels**, c'est-à-dire les procrastinations sans raison apparente et motivées par la peur ou l'anxiété. La plupart du temps, en fait, la procrastination est un moyen d'éviter la confrontation avec nos émotions les plus profondes, comme une tâche inopportune, la peur de l'échec, une faible estime de soi. Il arrive que nous ne soyons pas "d'humeur" à accomplir une tâche, parce que nous pensons ne pas avoir les bons outils pour l'accomplir. Si nous essayions, par exemple, de nommer l'émotion qui se cache derrière le besoin de procrastiner, cela pourrait nous aider à la gérer (même avec l'aide d'un psychothérapeute). Recadrer la situation, c'est-à-dire revoir la façon dont elle est perçue, peut également nous aider à y faire face au lieu de l'éviter.

### 5. La stratégie du "vide"

Le vrai procrastinateur chronique ne "reste pas les bras croisés" tout le temps, au contraire : il invente n'importe quoi, n'importe quelle activité, pour ne pas avoir à prendre une décision ou à commencer une tâche qu'il juge particulièrement désagréable ou difficile. Faire d'autres activités le fera certainement se sentir occupé et moins anxieux, mais cela ne l'aidera pas à résoudre le problème, il ne fait que l'éviter. Que faire, alors ? Ne faites rien du tout. Dès que l'envie nous prend de passer à une activité différente de celle que nous devrions faire, nous devons délibérément décider de ne rien faire. En d'autres termes, soit vous faites l'activité qu'il vous reste à accomplir, soit vous ne faites rien du tout - pas de Facebook, pas d'Instagram, rien. Cette stratégie a été introduite par **Raymond Chandler**, auteur de nombreux livres policiers. L'écrivain consacrait environ quatre heures par jour à l'écriture, tous les jours. Pendant cette période, cependant, il ne fait aucun effort pour écrire, mais en même temps, il ne se distrait pas avec autre chose. Chandler lui-même a déclaré : "Je suis deux règles très simples : a) je ne dois pas écrire, b) je ne peux rien faire d'autre. Le reste vient de lui-même". La stratégie du "vide" fonctionne, car elle applique le principe de la "réduction du choix" : moins on a d'options, plus la probabilité d'agir et de mener à bien sa tâche est élevée.

### 6. Apprendre l'art de la procrastination

En 1996, un professeur de philosophie de l'université de Stanford, **John Perry**, a introduit le terme "procrastination structurée" pour désigner une stratégie "qui exploite les faiblesses du procrastinateur invétéré pour le forcer à faire quelque chose quand même." [33] Selon M. Perry, l'astuce consiste à placer les tâches les plus importantes en haut de la liste des tâches à faire - ce que, de toute façon, vous essayez d'éviter - et à remplir les autres rubriques avec des tâches moins importantes, mais toujours valables. Vous pourriez commencer par les tâches les plus importantes, mais si vous essayez de les remettre à plus tard, vous aurez déjà une liste de "distractions" utiles, comme ranger votre bureau, répondre à quelques e-mails ou rattraper votre comptabilité. Ainsi, on ne passerait pas la journée coincé sur le canapé (ou sur les **médias sociaux**). "Si nous sommes nés pour procrastiner de toute façon, pourquoi ne pas l'utiliser à notre avantage ?". [34]

### 7. Concevoir le futur

Les êtres humains ont la capacité de se projeter dans l'avenir grâce à leur imagination. C'est pourquoi les experts conseillent de l'utiliser pour "rencontrer" le moi de demain et envisager toutes les possibilités avec une certaine objectivité. Souvent, nous décidons de remettre à plus tard, convaincus que nous serons plus résolus, plus énergiques et plus libres à l'avenir. Ces attentes sont toutefois irréalistes. La psychologue et universitaire **Eve-Marie Blouin-Hudon** suggère de prendre 10 minutes par jour pour se visualiser dans le futur : la façon dont vous êtes habillé, votre humeur, ce que vous aimeriez écrire dans un e-mail, comment vous aimeriez gérer une certaine situation. Probablement, ce que vous pouvez faire aujourd'hui

---

[33] Elisabetta Intini, “Psicologia Come smettere di procrastinare, in 7 passi”, in <https://www.focus.it/comportamento/psicologia/come-smettere-di-procrastinare-in-7-passi>, 8 marzo 2018

[34] Focus, Elisabetta Intini, op. cit.

n'est pas très différent de ce que vous pourrez faire demain. Cependant, il ne faut pas s'engager sur l'avenir, en pensant que l'on deviendra plus efficace et libre d'engagements ou d'événements imprévus, car ces attentes ne sont pas du tout réalistes.
Réussir à contrer notre tendance à la procrastination et, par conséquent, à remettre à plus tard nos tâches et nos projets, est une grande victoire et doit être récompensé comme tel. Il est important de se récompenser chaque fois que nous nous confrontons activement à la partie "procrastination" de nous-mêmes. Être capable de ne pas céder à la paresse, à la culpabilité et à la peur qui font de la place dans notre esprit renforce notre **résilience individuelle**. Résister, malgré les nombreuses raisons du monde de procrastiner, signifie avoir une résilience forte et entraînée. La procrastination, si elle est répétée dans le temps, peut devenir une mauvaise habitude et, en tant que telle, peut être changée et remplacée. Comme nous l'avons vu, cela demande de la motivation, de la répétition et beaucoup de volonté. Si nous décidons d'appliquer une ou plusieurs des techniques ci-dessus, en tenant compte de ces trois éléments (motivation, répétition et volonté), la propension à la procrastination diminuera et notre résilience et notre estime de soi augmenteront en conséquence.

# SURMONTER LES DÉPENDANCES

## Qu'est-ce que la dépendance ?

La **dépendance** (ou "*addiction*" en anglais), est un processus par lequel est généré un comportement dont la fonction principale est de procurer du plaisir et/ou de soulager un malaise intérieur. Ce qui différencie la dépendance de tout autre comportement, c'est **l'incapacité constante à le contrôler** et sa **persistance**, même s'il entraîne des conséquences néfastes et destructrices pour la santé. La personne dépendante (ou "*toxicomane*") "perd le contrôle de sa propre vie et, bien qu'elle souhaite s'en sortir, ses tentatives s'avèrent le plus souvent infructueuses". [35]

La dépendance peut résulter de la consommation continue d'une **substance psychoactive** ou **d'activités** et **d'habitudes** dont la personne perd le contrôle. La toxicomanie ne concerne pas seulement les substances narcotiques (et donc illégales), comme l'héroïne, l'ecstasy ou la cocaïne, etc., mais aussi toute une série de substances légales et socialement acceptées, comme le tabac, l'alcool, les drogues et même le café. La dépendance aux activités et aux habitudes, en revanche, émerge de la vie quotidienne et conduit à un comportement compulsif. Le sport, le ménage, le travail, l'informatique, le shopping, la nourriture, les jeux d'argent (et bien d'autres choses encore) peuvent devenir l'objet d'une dépendance. Par exemple, il peut arriver que l'on regarde la télévision sans

[35] Dr.ssa G. De Palma, "Sappiamo cos'è una dipendenza?", in <https://www.grazianadepalma.it/sappiamocoseunadipendenza/>

s'intéresser à ce qui est diffusé ou que l'on mange sans avoir particulièrement faim. En revanche, lorsque ces comportements deviennent indispensables et que l'individu se sent " obligé " de les réaliser, pour se sentir mieux, moins frustré et moins anxieux, on parle de compulsivité et donc d'addiction. "Si l'individu dépend, pour son propre bien-être, de ces objets gratifiants, il souffre d'une addiction." [36]

Le terme "dépendance" désigne donc un phénomène assez complexe, qui se produit le plus souvent selon l'expérience d'une personne et dont la cause ne peut être déterminée sans ambiguïté. Les racines d'une dépendance peuvent être très anciennes et sont essentiellement liées à l'histoire du développement de la personne, à ses habitudes quotidiennes et à sa façon de se comporter. Elle peut être générée par différents facteurs, de nature sociale et héréditaire, qui affectent également la capacité de l'individu à faire face aux différentes situations qui se présentent au cours de la vie (d'où la résilience). Ce que toutes les addictions ont en commun, c'est le besoin de remplacer un vide intérieur qui ne permet pas aux gens de poursuivre leur vie paisiblement. Il s'agit d'un vide qui provoque un fort sentiment d'inadéquation et de douleur, qu'il faut soulager au plus vite. Dans son exposé pour Tedx Talks, **Gabor Maté**, médecin spécialiste canadien, compare la société moderne à des "*Hungry ghosts*", [37] une

---

[36] Dr.ssa G. De Palma, op. cit.

[37] Le fantôme affamé est un concept présent dans le bouddhisme et le taoïsme qui représente des créatures animées par des besoins émotionnels intenses de façon animale. Dans la tradition taoïste, en particulier, on pense que les fantômes affamés peuvent provenir de personnes dont la mort a été violente ou malheureuse.

créature au gros ventre vide, au cou maigre et à la bouche minuscule, qui ne parvient jamais à combler le vide qui l'habite. Selon le docteur, en fait, nous sommes tous un peu des fantômes affamés, car nous avons tous un vide à combler. C'est pourquoi beaucoup essaient de combler ce vide "de l'extérieur", et c'est ce qu'est la dépendance. D'un point de vue scientifique, plusieurs neurobiologistes affirment que les personnes qui ont eu de réelles dépendances ont "une vulnérabilité génétique liée au bien-être chimique". Cela signifie que certaines personnes dépendantes produisent moins d'endorphines (et donc moins d'hormones du plaisir) et ont besoin de combler un certain vide.

Si la dépendance est si complexe et articulée, c'est parce qu'il faut comprendre que le plaisir qu'elle procure est temporaire et que, par conséquent, elle fait plus de mal que de bien. Ce qui a été dit jusqu'ici permet de souligner une caractéristique fondamentale du phénomène, à savoir que le développement et l'évolution de la dépendance prennent beaucoup de temps. Pour cette raison, on ne devient pas dépendant du jour au lendemain et sortir de ce phénomène peut nécessiter plusieurs tentatives et de nombreux échecs." Les addictions ne surgissent pas soudainement mais sont le résultat, précisément en raison du type de facteurs qui constituent leur origine possible, d'un processus lent, presque imperceptible." [38] Comme nous l'avons vu, la dépendance est ancrée dans l'expérience de la personne et, par conséquent, elle est conditionnée par divers facteurs (tels que la famille, l'éducation, les expériences personnelles, l'environnement, la personnalité, etc.) Il est donc difficile d'établir une frontière claire entre habitude et dépendance et, précisément parce qu'il

---

[38] Dr.ssa G. De Palma, op. cit.

est impossible de tracer cette frontière, il est possible que le passage de l'habitude à la dépendance se produise de manière répétée. La prévention et la promotion de la santé jouent un rôle essentiel dans la lutte contre les addictions, mais c'est à l'individu de redécouvrir et de construire son propre bien-être psychophysique et social en s'appuyant sur ses ressources et ses compétences personnelles au quotidien.

## Comment surmonter une dépendance

La **première étape** pour vaincre une dépendance est d'en être **conscient**. La prise de conscience est la base de tout changement. Plus vous êtes conscient de votre état actuel, de votre situation physique et mentale, plus vous avez de chances de pouvoir la changer.

La **deuxième étape** pour vaincre une dépendance est de **le vouloir**. "La folie, c'est faire la même chose encore et encore et s'attendre à des résultats différents." Avec cette simple phrase, le grand scientifique **Albert Einstein** révèle une vérité profonde : si nous continuons à suivre le même chemin, si nous maintenons nos mauvaises habitudes, nous n'obtiendrons pas de résultats différents de ceux que nous avons obtenus jusqu'à présent. En termes de dépendance, nous continuerons donc à céder au besoin de combler ce vide. Il est plus facile de céder au plaisir immédiat que d'affronter l'effort du changement. Combien de fois vous est-il arrivé de demander à quelqu'un, à un ami, pourquoi il fumait et pourquoi il n'a pas décidé d'arrêter. Il n'en avait tout simplement pas envie. Bien qu'il sache que cela nuit à sa santé et qu'il dépense beaucoup d'argent, il préfère continuer à cultiver sa dépendance. Si une personne veut vraiment changer, elle trouve la force de le faire.

La **troisième étape** pour vaincre une dépendance est **la motivation**. Nous pouvons considérer la dépendance comme une habitude très puissante et, comme toutes les habitudes, elle a besoin de volonté, de répétition et d'une grande, grande motivation pour être changée. Le fait d'avoir une liste de bonnes raisons d'arrêter de fumer aide à s'en tenir à son plan d'action pour l'avenir. Les raisons doivent être plus importantes que la dépendance elle-même et seule la personne concernée peut les trouver. Ne pas être esclave de la dépendance, vivre une vie pleine et saine, économiser de l'argent pour acheter une maison et devenir une meilleure personne sont autant de raisons valables si elles le sont pour la personne "dépendante". C'est certainement un obstacle mental très difficile à surmonter, mais c'est aussi la première action concrète pour arrêter de fumer.

La **quatrième étape** pour vaincre la dépendance consiste à **demander de l'aide à quelqu'un**. On pourrait penser que l'on n'en a pas besoin, mais il est certainement réconfortant de recevoir un soutien dans la lutte contre la dépendance. De nombreuses personnes se trouvent dans la même situation, c'est-à-dire qu'elles doivent vaincre et surmonter la même dépendance. On peut chercher du soutien auprès des groupes de soutien, qui sont conçus précisément pour aider ceux qui ont un problème de dépendance particulier, auprès du psychothérapeute spécialisé dans la guérison des dépendances et, surtout, auprès des amis et de la famille.

La **cinquième étape** pour vaincre la dépendance consiste à **préparer l'environnement**. Il est nécessaire d'éliminer de la maison, de la voiture et du lieu de travail tous les objets qui rappellent et déclenchent la dépendance. On peut envisager de remplacer tout ce qui est enlevé par quelque chose qui a un effet positif et réconfortant. On peut, par exemple, remplir le réfrigérateur d'aliments sains, s'entourer de livres et de DVD agréables et enrichir la maison de bougies ou d'autres éléments d'ameublement esthétiques. Transformer l'espace dans lequel on vit, le rendre plus agréable donnera l'idée d'un nouveau départ.

La **sixième étape** pour vaincre la dépendance est de **passer à l'action**. Le moment venu, il suffit d'arrêter de faire ce qui rend la personne dépendante. Les premiers jours sont toujours les plus difficiles, c'est pourquoi il faut s'occuper et garder une attitude positive et résiliente. Vous devez vous accrocher, car vous êtes sur la bonne voie pour vous désintoxiquer de votre dépendance. La meilleure façon de vous distraire est de faire quelque chose d'exigeant physiquement, comme faire de l'exercice, pratiquer un passe-temps, cuisiner ou faire une sortie avec des amis. Comme nous l'avons vu, l'activité physique favorise la production d'endorphines, au même titre que les substances addictives ; elle améliore également la santé et diminue les effets du manque en offrant une alternative saine et constructive. On peut également envisager de rejoindre une association, une équipe sportive ou un groupe qui permet de se faire de nouveaux amis et de créer de nouvelles relations, ainsi que de commencer un nouveau chapitre de sa vie. Les interactions sociales positives peuvent stimuler la production de neurotransmetteurs qui favorisent les sentiments de bonheur et de satisfaction, sans qu'il soit nécessaire de prendre des substances psychoactives.

Tout le monde peut faire des faux pas. Cela ne signifie pas qu'après quelques rechutes, il faille abandonner la guérison et reprendre les anciens comportements destructeurs liés à la dépendance, bien au contraire. C'est précisément dans ces moments-là qu'il faut faire preuve de courage et tenter de résister à la tentation de retomber dans ce trou noir. C'est précisément à ce moment-là que l'on doit renforcer sa **résilience**. Après avoir commis une erreur, il ne faut pas sombrer dans le désespoir, il faut l'accepter et se rappeler les raisons qui ont poussé à fermer ce chapitre de la vie et à en commencer un nouveau, plus libre et plus serein. Il faut se remettre en selle et retrousser ses manches avec plus de détermination. L'échec est essentiel pour réussir, et la sortie d'une dépendance est l'une des plus grandes réussites que l'on puisse obtenir. Comme nous le savons, il faut du temps pour créer une nouvelle habitude (environ deux mois). Il faut s'aimer et utiliser ses qualités pour résister et faire face aux difficultés entraînées par la dépendance. Il ne faut pas laisser la honte et la culpabilité prendre le dessus, il faut valoriser l'effort fourni pour se sortir de la situation. L'amour de soi et la résilience sont les fondements de la construction d'une vie libérée de sa dépendance.

# Développer l'Auto-discipline

## Qu'est-ce que l'auto-discipline ?

Se lever tôt le matin, faire de l'exercice, travailler de manière productive et efficace, ignorer les distractions, consacrer son attention à des projets importants, suivre un cours du soir en ligne : cela ressemble à la routine quotidienne parfaite d'une personnalité de la télévision, mais que beaucoup de gens parviennent à réaliser.

Comment est-il possible de construire une telle routine, parfois utopique, et de l'observer ?

Un seul mot : **autodiscipline**. L'autodiscipline, comme l'indique le dictionnaire Treccani, est "la formulation et l'acceptation autonome de règles de comportement destinées à contenir les actions et les manifestations dans certaines limites". En un mot, c'est cette ressource personnelle qui pousse à rester fidèle à ses intentions ou à ses objectifs, même lorsque la paresse prend le dessus. C'est cette exhortation intérieure qui permet de reporter un plaisir à court terme - ou même d'endurer un inconfort à court terme - afin d'en retirer de plus grands bénéfices à long terme. L'autodiscipline est donc la capacité d'agir indépendamment de sa condition physique et émotionnelle. Par exemple, l'autodiscipline apparaît lorsqu'une personne choisit délibérément de poursuivre un objectif, comme étudier ou s'entraîner, sans se laisser influencer par les distractions, l'effort requis ou les possibilités défavorables. Il ne faut pas confondre l'autodiscipline avec la motivation ou la volonté : au contraire, les deux sont des conditions préalables à la formation de l'autodiscipline.

L'autodiscipline est nécessaire à plusieurs moments de notre vie quotidienne. C'est cette force qui nous pousse à faire un travail même si nous n'en avons pas envie, ou à rester professionnel avec les clients même si nous aimerions jeter l'éponge. Être discipliné ne signifie pas seulement être cohérent dans ses actions, mais aussi être capable de corriger son comportement dans les différentes circonstances de la vie. L'autodiscipline nous permet d'atteindre nos objectifs, d'améliorer nos performances et de nous forger une meilleure opinion de nous-mêmes. Plusieurs études montrent que les élèves ayant une autodiscipline élevée apprennent de nouveaux faits et s'en souviennent plus facilement que ceux dont l'autodiscipline est faible et précaire. En fait, les recherches montrent que pour déterminer la productivité et la réussite d'une personne, il est plus précis et efficace de mesurer son niveau d'autodiscipline que de mesurer son QI (quotient intellectuel).

## Comment développer l'auto-discipline

L'autodiscipline, comme d'autres ressources personnelles, est comme un muscle qui doit être exercé : plus vous l'exercez, plus il devient fort. Toutefois, il est important de prendre en compte le degré de difficulté des objectifs fixés. Il ne faut pas, en effet, se fixer des objectifs trop ambitieux : des objectifs trop élevés ouvrent la voie aux échecs et, bien qu'ils soient nécessaires, il faut tout de même essayer de les limiter (un échec affecte notre émotivité). Au lieu de viser trop haut, il est préférable de fixer de petits objectifs et d'augmenter progressivement leur complexité. L'autodiscipline est efficace lorsqu'elle va de pair avec nos capacités : si notre temps est respecté, alors l'autodiscipline augmentera.

Pour accroître l'autodiscipline, on peut suivre ces cinq étapes.

1. **Définir un objectif précis**

Pour commencer, il est important de ne se concentrer que sur un seul objectif, afin de pouvoir concentrer toutes nos énergies dans une seule direction. Par exemple, nous pouvons décider de faire de l'exercice tous les soirs en rentrant du travail ou de lire au moins 30 minutes par jour. Nous pouvons travailler sur l'autodiscipline en envisageant des activités mineures, comme rester concentré sur une certaine tâche pendant quelques heures, sans être distrait par des stimuli externes ou des e-mails entrants, ou éviter de manger de la malbouffe toute la journée. Commencer par ces petits gestes est le meilleur moyen de développer l'autodiscipline. Au fil du temps, lorsque l'autodiscipline devient plus forte, on peut se concentrer sur davantage de domaines de sa vie et, par conséquent, sur davantage d'objectifs. Pour ce faire, il est important que les objectifs soient clairs et bien définis. Dans son livre Attitude Is Everything : If You Want to Succeed Above and Beyond (The Leading-Edge Publishing Co, 2006), **Paul J. Meyer** propose une technique pour poursuivre ses objectifs de manière plus efficace. Selon l'entrepreneur américain, pour qu'un objectif soit réalisable, il doit posséder certaines caractéristiques, qui peuvent toutes être résumées par le mot SMART : specific, measurable, achievable, relevant, time-based. Si les objectifs d'une personne sont conformes à ces caractéristiques, il sera plus facile de les atteindre.

2. **Trouver la motivation**

Après avoir choisi un objectif, il faut énumérer les raisons pour lesquelles on veut l'atteindre, afin qu'il soit plus facile de l'accomplir. Le but ultime d'un objectif étant toujours le bien-être personnel, essayez de vous "motiver" en gardant à l'esprit le sentiment de satisfaction que sa réalisation procure. Par exemple, au lieu de dire : "Je veux m'entraîner pour perdre du poids", on devrait dire : "Je veux m'entraîner régulièrement afin d'avoir suffisamment d'énergie pour vivre pleinement ma vie" ; ou encore, au lieu de dire : "Je veux éliminer cet aliment de mon régime", on pourrait dire : "Je veux éliminer cet aliment de mon régime afin de me sentir mieux et d'être plus en forme", etc.

3. **Identifier les obstacles**

Près avoir déterminé l'objectif et les motifs qui le sous-tendent, il est important de prévoir les obstacles que l'on peut rencontrer. Lorsque l'on travaille pour atteindre un objectif, il arrive souvent que l'on se heurte à un revers inattendu. Cependant, si l'on anticipe les obstacles possibles, il sera plus facile de mettre en place une stratégie pour les contrer. Par exemple, si l'objectif est de lire au moins 30 minutes par jour, il faudra trouver un livre intéressant, se réserver des moments dans la journée pour le lire, choisir un endroit calme et éviter toute distraction possible. Si l'une de ces pièces manque, la tour qui constitue notre objectif commencera à s'effriter jusqu'à ce qu'elle s'effondre finalement. Il faut veiller à ce que tous les éléments constitutifs soient respectés. En ce qui concerne l'exemple donné, on pourrait à) acheter ou emprunter plusieurs livres en même temps, afin d'avoir plus de choix (au cas où un livre ne serait pas particulièrement intéressant), b) se réserver du temps dans la journée (le matin, l'après-midi ou le soir) et profiter des "temps morts" (par exemple lorsqu'on attend chez le médecin ou dans le train), c) éteindre le téléphone portable et mettre de la musique instrumentale relaxante. Souvent, on ne parvient pas à atteindre un objectif précisément parce que tous les obstacles possibles n'ont pas été identifiés à l'avance et que, par conséquent, les stratégies nécessaires pour les surmonter n'ont pas été explorées en profondeur. Lorsque des obstacles se présentent, on n'y est jamais préparé et cela peut saper la détermination de chacun.

### 4. Remplacer les vieilles habitudes

Lorsqu'on essaie de développer l'autodiscipline, il faut souvent se défaire d'une ou plusieurs mauvaises habitudes pour les remplacer par d'autres plus positives et constructives. Comme nous l'avons vu dans le chapitre sur les habitudes, pour réussir à changer une habitude, il faut la remplacer et pour cela, il faut trouver une nouvelle routine, tout en conservant le même signal et la même récompense que l'ancienne. Sinon, si nous ne procédons pas de la sorte, son absence sera encore plus perceptible et il sera difficile de s'en débarrasser. Un bon exemple est d'arrêter les achats en ligne pendant la pause déjeuner. Une fois que vous avez décidé d'arrêter, vous devez identifier un nouveau comportement à adopter, qui vous soulage et vous permet de vous débrancher (par exemple, sortir vous promener ou lire un livre). Le signal est le même (pause déjeuner), la récompense est la même (débranchement), mais la routine a changé et est devenue beaucoup plus saine et constructive. Ces petits pas sont indispensables pour poursuivre son objectif et renforcer l'autodiscipline.

5. **Suivre ses progrès**

Tout en travaillant sur l'autodiscipline, il faut être attentif à ses sentiments et à ses progrès. Tenir un journal et noter les améliorations quotidiennes ou hebdomadaires aide à rester constant et à se concentrer sur l'objectif final ; cela aide également à reconnaître ses capacités personnelles et à en être satisfait. Cet exercice met en évidence les changements positifs qui se produisent tout au long de l'exercice et encourage à continuer, car il donne l'occasion d'observer l'évolution de son autodiscipline.

Si vous suivez ces directives simples, vous serez en mesure de renforcer votre autodiscipline et de l'appliquer à différents domaines de votre vie. L'autodiscipline est proportionnelle à notre **résilience intérieure** : si notre résilience est forte, il sera plus facile de renforcer l'autodiscipline. À l'inverse, si notre résilience est faible, il sera plus facile de tomber dans la distraction et la procrastination. Comme nous l'avons dit, l'autodiscipline doit être formée et, pour cela, il faut agir, il faut commencer quelque part et persévérer. Et pour ce faire, il faut de la motivation, de la volonté et beaucoup de détermination. L'autodiscipline déclenche un cercle de positivité, de bien-être et de satisfaction qui nous rend cohérents et constants dans nos meilleures intentions. Nous sommes tellement fiers de nous que nous ressentons le besoin de continuer à être disciplinés. Voici donc le mystère de la routine quotidienne de ces personnes : le sentiment de satisfaction suscité par l'autodiscipline combinée à la résilience intérieure en fait des chars difficiles à arrêter.

# La Gestion des Émotions

## Que sont les émotions ?

Les émotions sont des réactions organiques qu'une personne éprouve en réponse à des stimuli ou des événements extérieurs, qui lui permettent de s'adapter et d'interagir avec une autre personne, un objet ou un lieu. Au niveau étymologique, le mot "émotion" vient du latin *emotus,* participe passé du verbe *emovere,* qui signifie "déplacer vers l'extérieur" ou "faire sortir". Les émotions, en effet, sont des manifestations naturelles de l'organisme, impliquant des changements au niveau psychique et physique, qui influencent le comportement et la pensée d'une personne. Elles sont très articulées et permettent non seulement de réagir à l'environnement, mais elles prédisposent également à l'action. En substance, une personne vit une expérience, génère une émotion et réagit à cette émotion par une action. Les émotions font partie de la vie quotidienne. Ils nous accompagnent dans chaque partie de notre vie, dans chaque expérience que nous avons et vivons. Ce sont des impulsions vives, des intuitions irrationnelles, qui s'opposent à la rationalité et à la logique de l'intellect, "un délibérateur froid qui obéit aux intérêts de l'ego et de la société en gardant les émotions sous contrôle." Il existe deux catégories d'émotions : **les émotions fondamentales** et les **émotions complexes**. Les émotions **fondamentales** ou **primaires** apparaissent dans les premières périodes de la vie et sont communes aux humains et à diverses espèces animales. Dès sa naissance, l'enfant manifeste des émotions fondamentales, dites "innées", comme la peur et la colère. Au cours des cinq premières années de sa vie, l'enfant manifestera d'autres émotions en plus des émotions primaires, comme la jalousie, l'envie, la honte et l'anxiété, c'est-à-dire les émotions complexes. Les émotions de base sont les suivantes :

1. La colère ;
2. La joie ;
3. La tristesse ;
4. L'attente ;
5. Le dégoût ;
6. La peur ;
7. La surprise ;
8. L'acceptation.

Les **émotions complexes**, quant à elles, résultent de la combinaison de plusieurs émotions de base et se développent au fur et à mesure qu'une personne grandit et interagit socialement. Certaines de ces émotions complexes sont :

1. La joie ;
2. La honte ;
3. L'envie ;
4. La démission ;
5. L'espoir ;
6. L'anxiété ;
7. La jalousie ;
8. L'offense ;
9. Le pardon ;
10. La nostalgie ;
11. Les remords ;
12. La déception.

L'émotion implique une modification momentanée de l'humeur, mais, contrairement à la **sensation**, elle a une plus grande intensité. Les **sentiments**, en revanche, sont les conséquences des émotions et sont donc plus durables dans le temps. Ils génèrent notamment les mêmes réponses physiologiques et psychologiques que les émotions, mais sont dotés d'une évaluation consciente intégrée. C'est-à-dire qu'ils impliquent une prise de conscience et une appréciation des émotions et de l'expérience affective que nous vivons." [39] Les émotions de base sont donc le fondement sur lequel se construisent nos émotions et sentiments complexes, qui colorent nos expériences et notre vie. Dans le chapitre sur la plasticité du cerveau, nous avons vu que les émotions sont contrôlées par le système limbique, qui se compose de plusieurs structures cérébrales qui génèrent et contrôlent les réponses du corps. Nous avons notamment parlé de la peur et du fait qu'il est important de pouvoir la déclencher dans notre cerveau. Cependant, la fenêtre des émotions humaines est très large et n'est pas seulement liée au besoin de survie de l'organisme. Les émotions peuvent être plus positives ou plus négatives, plus aiguës ou plus douces, tout dépend de l'endroit et de la situation dans lesquels nous nous trouvons.

"Les émotions peuvent être déclenchées par le traitement d'informations plus sophistiquées dont l'esprit est capable, par exemple en lisant une lettre dans laquelle l'amant vous informe qu'il a trouvé quelqu'un d'autre ou en rentrant chez vous et en trouvant une ambulance à la porte d'entrée. Ils

---

[39] Jennifer Delgado Suárez "Elenco di emozioni e sentimenti", in <https://angolopsicologia.com/emozioni-e-sentimenti/>

aident aussi à concevoir des plans complexes d'évasion, de vengeance, de carrière, de séduction." [40]

## Les théories sur les émotions

Les réactions émotionnelles peuvent être de nature psychologique, physiologique ou comportementale et peuvent survenir spontanément ou être conditionnées par des expériences et des connaissances antérieures. Une émotion peut donc produire un comportement instantané, tel qu'une expression faciale. **Charles Darwin**, en étudiant les émotions, a émis l'hypothèse que les expressions faciales pouvaient exprimer diverses émotions qui sont généralement partagées par tous les êtres humains. En outre, il a déclaré que le comportement émotionnel influençait les postures et les mouvements du corps. Il existe diverses théories sur les émotions, notamment sur la réponse physiologique, psychologique et comportementale des humains et des animaux en général. Parmi les théories les plus connues et les plus importantes figurent celles de **James-Lange, Cannon-Bard, Schachter-Singer** et **James Papez**. En outre, il convient de mentionner le grand travail de **Jaak Panksepp**, qui a inventé le terme " *Affective Neuroscience*", une discipline des neurosciences responsable des composantes neurologiques, de l'étude des émotions, des processus affectifs et de l'état d'esprit chez les humains et les animaux.

En psychologie, les émotions sont définies comme "un état complexe de sentiments qui entraîne des changements physiques et psychologiques influençant la pensée et le

---

[40] Steven Pinker, op. cit.

comportement." [41] L'émotivité, quant à elle, est associée à un certain nombre de phénomènes psychologiques, dont le tempérament, la personnalité, l'humeur et la motivation. Selon **David G. Meyers**, professeur de psychologie et auteur de nombreux ouvrages, l'émotion implique l'excitation physiologique d'un comportement expressif et d'une expérience consciente. Les principales théories de l'émotion peuvent être regroupées en trois grandes catégories : les théories physiologiques, les théories neurologiques et les théories cognitives. Selon **les théories physiologiques**, les réactions de notre corps sont responsables des émotions. **Les théories neurologiques**, quant à elles, affirment que l'activité du cerveau entraîne des réponses émotionnelles. Enfin, **les théories cognitives** affirment que les pensées et autres activités mentales jouent un rôle essentiel dans la formation des états émotionnels.

La théorie de James-Lange est l'une des principales théories physiologiques des émotions. Bien qu'ils n'aient pas travaillé ensemble, le psychologue **William James** et le physiologiste **Carl Lange** ont proposé des théories similaires sur les émotions. Tous deux ont contesté ce qu'ils ont appelé la "théorie du bon sens", selon laquelle à la question "pourquoi pleurez-vous ?", la réponse est "parce que je suis triste". Une telle réponse implique la croyance que les sentiments naissent d'abord, qui, à leur tour, provoquent les réactions physiologiques et expressives de l'émotion. Selon les deux chercheurs, en fait, ce sont d'abord les réactions physiologiques et expressives de l'émotion qui sont générées, puis les sentiments. En bref, nous ne pleurons pas parce que nous sommes tristes, mais nous sommes tristes parce que nous

---

[41] Jennifer Delgado Suárez, op. cit.

pleurons, ou nous ne tremblons pas parce que nous avons peur, mais nous avons peur parce que nous tremblons. En bref, la réaction émotionnelle dépend de la façon dont les réactions physiques sont interprétées.

En 1927, le psychologue **Walter B. Cannon** a publié une critique de la théorie de James-Lange, qui a convaincu plusieurs psychologues de son manque de fiabilité. En particulier, Cannon a souligné que la recherche n'avait nullement démontré que l'émotion était associée à un événement physiologique unique. Selon le psychologue, "le même état général d'activation du système nerveux sympathique est présent dans de nombreuses émotions différentes. Par exemple, les états viscéraux qui accompagnent la peur et la colère sont exactement les mêmes que ceux associés aux sentiments de froid et de fièvre." [42] Par conséquent, il ne semble pas possible que les changements physiologiques générés par les organes viscéraux provoquent des états émotionnels facilement différenciés. Plus tard, cette hypothèse a été affinée par **Philip Bard**, un étudiant en doctorat de Cannon, et est devenue une théorie (théorie Cannon-Bard). Selon Bard, le thalamus est l'organe qui joue un rôle déterminant dans l'expérience émotionnelle. Pour Bard, en effet, les impulsions nerveuses responsables de la transmission des informations sensorielles étaient renvoyées par le thalamus (étant, comme nous l'avons vu plus haut, un répétiteur d'informations) : le thalamus reçoit l'entrée et la transmet soit au cortex cérébral (provoquant une expérience émotionnelle subjective), soit vers le bas aux muscles, glandes

---

[42] Jennifer Delgado Suárez, op. cit.

et organes viscéraux (provoquant des changements physiologiques).

Également connue sous le nom de "théorie des deux facteurs", la théorie de Schachter-Singer est considérée comme l'une des plus importantes théories cognitives des émotions. Formulée par **Stanley Schachter** et **Jerome E. Singer**, deux chercheurs et psychologues américains, la théorie des émotions à deux facteurs stipule que l'excitation physiologique se produit tout d'abord et que ce n'est qu'ensuite que l'individu doit identifier la raison de son apparition, en l'étiquetant d'une émotion particulière.

Ces dernières années, des théories sur les **expériences émotionnelles normales** ont été avancées. Contrairement aux théories précédentes, elles ne se concentrent pas sur les changements biologiques et l'activation physiologique, mais plutôt sur la séquence des événements et, par conséquent, sur le fait de savoir si l'évaluation cognitive ou les sentiments subjectifs surviennent en premier. Selon **Richard Lazarus** et **Magda Arnold**, nos expériences émotionnelles "sont toujours le résultat de la pensée, c'est-à-dire d'une évaluation cognitive de la signification des événements responsables de notre bien-être ici et maintenant." [43] En revanche, **Robert Zajonc affirme** que :

"Les émotions et les temps subjectifs sont la toute première réaction d'une personne à un événement ; les réactions émotionnelles, en outre, ne sont pas nécessairement accompagnées de pensées et n'apparaissent pas plus

---

[43] Gardner Lindzey, Richard F. Thompson, Bonnie Spring, "Psicologia", Zanichelli, 1991

rapidement que les évaluations cognitives. Parfois, par exemple, nous éprouvons une sympathie immédiate pour quelqu'un qui traverse une pièce ou une aversion pour une autre personne en raison de sa façon de répondre au téléphone." [44]

À ce jour, le débat est toujours ouvert. Ce qui est certain, c'est que les émotions enrichissent la vie des gens et conditionnent en permanence leurs décisions et leurs comportements. Bien qu'il existe un contraste entre l'irrationalité et la rationalité, il est très probable que les émotions et l'intellect agissent ensemble pour garantir la réalisation des objectifs malgré la présence d'obstacles sur le chemin. Selon Steven Pinker, en fait :

"[...] l'intelligence est la poursuite d'objectifs au-delà des obstacles. Sans objectifs, le concept même d'intelligence n'a pas de sens. Les émotions sont des mécanismes qui fixent les objectifs suprêmes du cerveau. Une fois déclenchée par un moment propice, une émotion déclenche à son tour la chaîne de sous-buts et de sous-sous-buts que nous appelons pensée et action. Étant donné que les fins et les moyens sont entrelacés dans une structure de contrôle de type "boîte à outils chinoise" composée de sous-objectifs, de sous-objectifs et de sous-objectifs, il n'y a pas de frontière nette entre la pensée et l'émotion, et la pensée ne précède pas inévitablement l'émotion ou vice versa (malgré le débat séculaire dans le domaine de la psychologie sur la question de savoir qui vient en premier)."

---

[44] Gardner Lindzey, Richard F. Thompson, Bonnie Spring, op. cit.

## Comment gérer ses émotions

Contrairement au passé, la société contemporaine accorde une large place aux émotions. La dimension émotionnelle, qui était autrefois cachée par la culture, la pudeur ou le secret, est aujourd'hui plus facilement affichée, afin que les autres puissent également participer à notre monde intérieur. En fait, au cours des dernières décennies, un phénomène, que nous pouvons définir comme le "partage émotionnel général" en raison de l'intérêt croissant des gens pour l'intimité, la dimension émotionnelle et la dimension sentimentale des autres, est devenu de plus en plus évident. De nombreuses émissions de télévision, par exemple, ont fait fortune en diffusant en direct les émotions et les sentiments des gens, provoquant ainsi l'implication de leur public. La raison en est simple : tout le monde vit d'émotions, notre réalité est faite de sensations, d'émotions et de sentiments, et la qualité de notre vie en dépend essentiellement. Pénétrer dans la vie des autres, dans leur sphère émotionnelle, nous donne plus de force pour vivre la nôtre plus intensément, car nous acceptons l'universalité des émotions, c'est-à-dire que tout le monde peut les ressentir. Ce ne sont pas tant les faits qui se produisent ou les événements qui surviennent dans notre vie qui définissent la qualité de notre quotidien, mais plutôt les émotions que ces faits ou événements suscitent en nous, la réaction émotionnelle qu'ils provoquent en nous.

Dans certaines situations, les émotions peuvent nous rendre énergiques et productifs ; dans d'autres, elles peuvent nous mettre mal à l'aise et même nous effrayer ; dans d'autres encore, elles peuvent nous abattre et nous décourager. **La gestion des émotions** nous permet de réduire l'impact qu'elles peuvent avoir sur notre santé psychophysique et d'améliorer notre relation avec les autres et avec nous-mêmes. Identifier les signes d'une émotion "dans l'œuf" et réguler son intensité, **c'est savoir se contrôler**. Les personnes capables de gérer leur sphère émotionnelle ont une forte **conscience d'elles-mêmes** et de leur monde intérieur. Cela les rend plus **empathiques** et plus enclins à interagir avec les autres. Cela leur permet de nouer des relations affectives plus profondes, qui agissent comme une sorte de "bouclier protecteur" pour leur propre santé. Contrôler ses émotions ne signifie pas les ignorer ou les réprimer ; au contraire, il n'y a rien de "mal" à ressentir des émotions, quelles qu'elles soient. Il est inévitable de s'impliquer émotionnellement car, comme nous l'avons vu, les émotions sont des réponses naturelles et organiques de notre organisme. Cependant, il est important d'apprendre à les reconnaître, à les traiter et à y réagir de manière saine et utile.

Alors, comment contrôler nos émotions ?

Pour être en mesure de contrôler vos émotions, vous devez suivre un certain nombre d'étapes fondamentales :

1. Reconnaître et contrôler ses émotions sur le moment
2. Identifier et modifier les schémas par lesquels nous gérons nos émotions ;
3. Gérer les émotions désagréables ;
4. Réfléchir à ses sentiments ;
5. L'apprentissage de techniques de régulation des émotions.

Analysons-les en détails

### 1. Reconnaître et contrôler ses émotions sur le moment

Il peut arriver que nous soyons submergés par une émotion et que, par conséquent, nous ayons des réactions indésirables.

Lorsque nous réalisons que nous sommes entraînés dans une spirale de réactions émotionnelles écrasantes et incontrôlables, nous devons prendre une profonde respiration et essayer de prendre de la distance par rapport à ce qui se passe en nous. Nous devons nous concentrer sur ce que nous percevons physiquement, sur l'endroit du corps d'où provient l'émotion. De cette façon, nous pouvons "distraire" l'esprit de cette accumulation d'émotions et le déplacer vers autre chose. Lorsque nous sommes émotionnellement affectés par un stimulus externe, diverses sensations physiques sont perçues, comme la tension musculaire, l'accélération du rythme cardiaque et la respiration accélérée ou l'essoufflement. La plupart des gens développent des réactions émotionnelles de nature "autonome". Cela signifie qu'il existe une réponse automatique de notre esprit aux stimuli provenant de situations émotionnellement exigeantes. Pour cette raison, on peut avoir l'impression de ne pas pouvoir contrôler ses réactions. Mais heureusement, il est possible de réorganiser l'esprit et de se concentrer sur le présent. Nous **essayons d'examiner consciemment les réactions** de notre corps. Essayons d'observer ce qui se passe dans notre corps lorsque, par exemple, nous nous sentons anxieux : avons-nous un cœur qui bat vite ? Est-ce qu'on a la nausée ? Nous devons identifier et **accueillir** ces sentiments tels qu'ils sont, plutôt que de les considérer comme "inappropriés" ou d'essayer de nous en débarrasser. Le sentiment d'accablement peut être causé par la perception des réactions émotionnelles comme un amas de sensations et d'expériences sensorielles toutes emmêlées. Si nous portons notre attention sur une seule chose à la fois, nous aidons le cerveau à traiter les voies d'information plus efficacement, sans être pris dans le tourbillon des émotions.

Lorsque le corps ressent des émotions intenses, notamment liées à la peur, la réaction de "lutte ou de fuite" peut être déclenchée. Comme nous l'avons vu plus haut, dans une situation de danger, le système nerveux sympathique, en particulier le système limbique, met en circulation diverses substances chimiques, dont l'adrénaline et le cortisol, qui entraînent une augmentation du rythme cardiaque et de la tension musculaire. Lorsque cela se produit, il est nécessaire de **respirer profondément** afin que le corps reçoive l'oxygène dont il a besoin pour se détendre. Pour ce faire, placez une main sur votre poitrine et l'autre sur votre abdomen, plus précisément sous votre cage thoracique, inspirez lentement et profondément par le nez (essayez de sentir vos poumons et votre abdomen se dilater), retenez votre souffle pendant quelques secondes et relâchez calmement par la bouche, pour un total d'environ 8 ou 10 respirations profondes par minute.

Une autre façon de détendre votre corps est la **relaxation musculaire progressive d'Edmund Jacobson**, qui consiste à contracter puis à relâcher plusieurs groupes de muscles. C'est un excellent exercice pour évacuer les tensions et le stress du moment. En outre, il peut aider à identifier les signes de tension physique dans le corps. Il est préférable de s'accorder une quinzaine de minutes dans un environnement calme. Toutefois, si cela n'est pas possible, certaines techniques peuvent également être pratiquées en restant assis à votre bureau, l'important étant de se sentir à l'aise. Après quelques respirations profondes et "purifiantes", vous pouvez commencer par le front et descendre le long du corps, ou commencer par les orteils et remonter. Si vous décidez de commencer par le bas, vous pouvez plier vos orteils et les maintenir dans cette position pendant quelques secondes, puis les relâcher. Après environ une demi-minute, vous pouvez passer au groupe musculaire suivant. On peut contracter, par exemple, les mollets, en positionnant les orteils vers la partie supérieure du corps, maintenir la position pendant quelques secondes, puis les relâcher. De nouveau, attendez environ une demi-minute et vous pouvez passer au groupe musculaire suivant. Si vous n'avez pas le temps de contracter et de relâcher tous les groupes de muscles présents, vous pouvez vous concentrer sur ceux du visage. Des études ont montré que des actions telles que l'étirement des muscles et le sourire peuvent favoriser un sentiment de bien-être et de tranquillité. La relaxation des muscles du visage peut en effet atténuer une partie de la sensation de stress.

Plusieurs études scientifiques affirment que le fait d'imaginer une situation particulièrement relaxante et agréable aide à contrôler les réactions émotionnelles soudaines. Certes, cela prendra du temps et de la pratique, mais une fois que vous aurez recréé votre contexte idéal, vous aurez plus de chances de transformer des moments particulièrement émouvants en circonstances gérables et contrôlables. La meilleure chose à faire est de s'allonger et de rester complètement détendu, les yeux fermés. Il faut choisir un endroit sûr où l'on se sent calme et serein. Il peut s'agir d'un refuge réel ou inventé, d'une plage ou d'un temple, du moment que c'est un endroit où l'on se sent en sécurité et détendu. Une fois que vous avez recréé votre lieu "sûr", essayez d'en imaginer tous les détails possibles. Objets, bruits, sons, odeurs - plus vous aurez de détails, plus vous pourrez vous immerger dans votre lieu sûr. La respiration doit être lente et régulière. Si vous ressentez une émotion particulièrement négative pendant le **processus de visualisation**, vous pouvez la transformer en un objet que vous pourrez retirer en toute sécurité de votre lieu sûr.

### 2. Identifier et modifier les schémas par lesquels nous gérons nos émotions

Les psychologues affirment que les enfants consolident leur **régulation émotionnelle**, c'est-à-dire la capacité à gouverner et à contrôler leurs émotions, "en observant et en imitant les modèles avec lesquels les parents et les membres de la famille gèrent les émotions". [45] La façon dont vous apprenez à tisser des liens avec vos parents lorsque vous êtes enfant peut également conditionner la façon dont vous interagissez avec les autres à l'âge adulte, dans ce que l'on appelle un 'style d'attachement'." Comprendre comment les émotions étaient gérées dans la famille peut vous aider à comprendre vos habitudes émotionnelles actuelles. Bien qu'il soit plus efficace d'analyser son expérience en présence d'un psychologue professionnel, on peut toutefois se poser certaines questions pour mieux clarifier sa situation, par exemple : comment les conflits ont-ils été gérés pendant son enfance ? Ouvertement ou avec des restrictions ? Comment nos parents géraient-ils les émotions ? Les ont-ils montrés ou cachés ? Ils ont explosé ou ils ont fait la moue ? Des émotions particulières sont-elles associées à des membres de la famille ? Quelle est l'émotion que vous supportez le moins ?

Parfois, nous **continuons à ruminer** quelque chose, une situation, un événement, sans trouver le moyen de le résoudre. Ce faisant, on risque d'être la proie des pensées négatives et des émotions décourageantes qui en découlent. Dans ce cas, la

---

[45] Trudi Griffin, "Come Imparare a Controllare le Tue Emozioni", in <https://www.wikihow.it/Imparare-a-Controllare-le-Tue-Emozioni#:~:text=Controllare%20le%20proprie%20sensazioni%20non,come%20faresti%20con%20un%20termostato.>

meilleure chose à faire est de se concentrer sur quelques éléments spécifiques de la situation : en bref, divisez la situation en petits segments et essayez de les résoudre un par un. Les pensées vagues et générales ne mènent nulle part. Au contraire, si vous vous attaquez à tous ces petits segments un par un, il vous sera plus facile de vous sortir de cette situation. Cependant, il y a des aspects qui, malgré nos efforts, ne peuvent être corrigés, car ils ne dépendent pas de nous. Il est donc nécessaire de l'accepter. "Abandonner l'idée de devoir résoudre ou contrôler chaque élément d'une situation peut être très libérateur." [46]

Souvent, un sentiment d'inadéquation envahit notre esprit et peine à partir. L'inadéquation découle de la faible estime que nous avons de nous-mêmes et, par conséquent, de l'idée que nous ne sommes pas assez bons dans quelque chose ou que nous ne le méritons pas. Ce sont des **distorsions mentales** qui doivent donc être éliminées. Les distorsions les plus courantes sont les suivantes : penser que tout est blanc ou noir, discréditer les aspects positifs, personnaliser, lire dans les pensées et supposer que les émotions sont le reflet de la réalité.

De nombreuses personnes pensent que tout est noir ou blanc, tout est bon ou tout est mauvais, sans tenir compte des nuances entre les deux extrêmes. Ils vivent avec l'idée que si vous n'êtes pas parfait, vous n'êtes personne ou même un "raté". La meilleure façon de faire face à cette distorsion mentale est de faire preuve de compassion envers soi-même et de reconnaître que tout le monde est confronté à des défis et fait parfois des erreurs. Ressentir de la compassion envers soi-même signifie être ouvert à sa souffrance, sans l'éviter ni

---

[46] Trudi Griffin, op. cit.

s'en déconnecter, avec le désir de la soulager et de la traiter avec bienveillance. Par exemple, si par hasard nous avons fait une erreur lors d'un régime, il ne faut pas être trop dur avec soi-même, l'important est d'essayer de se rattraper et d'éviter que cela ne se reproduise à l'avenir.

Très souvent, nous discréditons les aspects positifs de nous-mêmes. Lorsque quelqu'un dit du bien de nous, nous avons tendance à ne pas y accorder le poids nécessaire. À l'inverse, lorsque quelqu'un dit du mal de nous, nous nous rabaissons et nous nous identifions à ses paroles. La meilleure façon de traiter cette distorsion mentale est de mettre en évidence toutes les actions et tous les comportements qui sont effectués correctement. Il y a certainement des aspects de notre personne que nous aimerions changer, mais nous devons être capables de reconnaître ce qui nous distingue et nous rend uniques, afin de pouvoir apprécier tout ce que nous avons à offrir. Cette distorsion est également liée à la tendance à personnaliser, c'est-à-dire à croire que nous sommes la cause d'un événement négatif et inattendu, alors qu'en réalité, nous ne sommes pas à blâmer. De nombreux facteurs peuvent créer une situation désagréable et, la plupart du temps, nous ne sommes que très peu ou pas du tout responsables. Nous devons contrer cette croyance en analysant soigneusement la situation et en réfléchissant aux autres raisons possibles qui ne tournent pas nécessairement autour de nous.

De nombreuses personnes croient savoir ce que les autres pensent ou ressentent, sans leur poser la moindre question. En particulier, ils pensent savoir ce que les gens pensent d'eux et agissent donc en conséquence. Cette distorsion mentale nous éloigne non seulement de la réalité, mais conditionne également nos actions, surtout dans un sens négatif. Combien de fois, par exemple, est-il arrivé que vous prétendiez connaître les pensées de l'autre, en particulier celles de votre partenaire, produisant des malentendus et des frictions qui auraient pu être évités. Au lieu d'imaginer et de tout laisser dans sa tête, il est bon de faire l'effort de demander directement aux autres personnes ce qu'elles pensent et ressentent, sans formuler de préjugés initiaux.

Ce qui se passe dans notre tête et ce qui se passe réellement ne coïncident pas toujours ; au contraire, il est plus probable qu'ils soient totalement différents : "Je le sens, donc cela doit être vrai". Nous souhaitons souvent que le monde soit exactement comme nous le percevons, car cela nous aide à nous sentir moins impuissants. Or, contrairement à ce que nous pensons, cette distorsion mentale nous rend plus faibles et plus enclins à jeter l'éponge. Pour pouvoir remettre en question ce type de pensée, il est nécessaire de chercher la logique derrière les hypothèses et les conjectures. Il faut se rappeler que les émotions ne sont pas des faits ; en fait, par leur nature même, elles sont très éloignées de la rationalité. Il est important de rester objectif et de ne pas déformer la réalité, surtout lorsque nos émotions sont négatives.

3. **Gérer les émotions désagréables ;**

À la lumière des considérations précédentes, dans une situation particulièrement désagréable, il faut définir l'émotion désagréable qui surgit sur le moment, essayer de l'"atténuer" par des techniques de relaxation, travailler sur les schémas mentaux préexistants et se concentrer sur le présent de manière objective et rationnelle. Ce n'est qu'ainsi que l'on peut réduire le malaise qui s'est installé. Une fois ce point atteint, il convient de se demander : "Y a-t-il une autre façon d'envisager la situation avec plus de rationalité et d'équilibre que je ne l'ai fait jusqu'à présent ? En un mot, il faut s'assurer que l'on a évalué tous les scénarios possibles pour cette situation spécifique.

Lorsque nous croyons qu'il n'y a qu'une seule possibilité, qu'une seule réaction, cela signifie que nous sommes à la merci de nos émotions. Cependant, nous avons toujours un deuxième choix. Par exemple, lorsque quelqu'un nous insulte et nous met en colère, notre instinct nous pousse à réagir en rendant l'insulte. Pourtant, quel que soit le type d'émotion que nous ressentons, il y a toujours des alternatives à envisager :

a) **nous ne pouvons rien faire :** cette attitude est particulièrement efficace lorsque nous savons qu'une personne cherche à nous agacer dans le seul but de nous intimider ou de nous rabaisser ; en effet, il faudra rester calme, afin que la personne en face de nous se décourage et finisse par arrêter de le faire ;

b) **nous pouvons essayer de nous détendre** : facile à dire, mais difficile à faire, cependant, il existe un moyen de se détendre qui ne nécessite pas beaucoup d'entraînement, d'expérience ou de volonté ; lorsque nous sommes en colère ou contrariés, nous avons tendance à nous raidir et à nous agiter, des actions telles que respirer profondément et se retirer de la situation pendant quelques instants sont efficaces pour atténuer l'agitation ; bien que cela ne dissipe pas complètement la colère, cela peut nous aider à l'atténuer juste assez pour ne pas dire ou faire quelque chose que nous pourrions regretter plus tard ;

c) **nous pouvons faire le contraire de ce que notre instinct nous dicte :** lorsque, par exemple, notre partenaire refuse de faire la vaisselle, au lieu de déclencher une dispute, nous pouvons la faire nous-mêmes et dire à notre partenaire - d'un ton calme et posé - que nous apprécierions une aide pour les tâches ménagères ;

d) **nous pouvons sortir de la situation :** si nous travaillons sur un projet avec un groupe de personnes irascibles, improductives et non concentrées, notre humeur sera fortement affectée ; par conséquent, pour surmonter l'agitation, la frustration et la colère, il sera conseillé de se faire affecter à un autre projet ; en pratique, nous devons sortir d'une situation qui ferait émerger des sentiments négatifs et inutiles.

Une fois que toutes les réactions possibles ont été envisagées, il est important de s'assurer, au moment de faire le choix, qu'il s'agit d'un choix conscient et qu'il ne dépend pas de l'émotivité. Fondamentalement, si une personne nous insulte et que nous décidons de ne pas réagir, cela signifie que nous avons envisagé cette solution de manière rationnelle et non parce que nous avions peur de la confrontation. Lorsque nous choisissons de réagir d'une certaine manière, nous devons tenir compte de nos **principes et de la logique** qui sous-tend cette réaction. Par conséquent, nous devons nous demander : quel genre de personne voulons-nous être ? Quels sont nos principes moraux ? Quel résultat voulons-nous obtenir de cette situation ? Que cherchons-nous à gagner de cette réaction ? Quels sont les avantages qu'elle nous apporte ?

Non seulement nos choix doivent être conscients, mais notre façon de communiquer doit également être calme et assurée. Apprendre à communiquer de manière assertive peut être très utile lorsque nous devons contrôler nos émotions. **L'assertivité**, en effet, permet d'exprimer ses émotions et/ou ses opinions de manière claire et efficace, mais sans offenser ou attaquer l'interlocuteur. C'est une façon saine et ouverte de communiquer. "S'affirmer ne signifie pas blesser la sensibilité des autres ou être arrogant. Cela signifie reconnaître et respecter ses propres besoins et sentiments, ainsi que ceux des autres." Afin de pouvoir communiquer de manière assertive, ces conseils peuvent être pris en compte :

a. **nous devons utiliser des phrases à la première personne :** la première personne peut nous aider à exprimer ce que nous ressentons sans donner l'impression d'accuser ou de rabaisser la personne en face de nous ; par exemple, si quelqu'un nous a blessé, nous pouvons dire : "J'ai été blessé de ne pas recevoir d'appel téléphonique de ta part, alors que tu m'avais dit que tu le ferais". Que s'est-il passé ?" au lieu de dire "Tu ne te soucies pas de moi, tu ne m'appelles jamais" ;
b. **nous devons inviter les autres à partager leurs expériences :** aucune circonstance n'a une version unique des faits, il est donc important d'inviter les autres à partager leurs expériences et leurs pensées, tout comme nous le faisons avec eux ; de cette façon, nous pouvons avoir une idée plus claire de ce qui se passe et montrer aux autres que leur opinion compte aussi, plutôt que de se lancer dans un monologue de trente minutes ; par conséquent, une fois que vous avez exprimé votre opinion, nous pouvons nous tourner vers l'autre personne et lui demander ce qu'elle en pense ;
c. **il faut éviter les expressions telles que "il faut" ou "il est nécessaire" :** de telles déclarations, connues sous le nom d'"impératifs catégoriques", peuvent provoquer chez les gens des sentiments négatifs, voire de la colère

et de la frustration, car elles blâment ou jugent les personnes concernées ; au lieu de dire, par exemple, "mon partenaire ne devrait jamais faire une telle chose", essayez de vous rappeler que nous sommes tous des êtres humains et que, par conséquent, nous faisons tous des erreurs de temps en temps ;

d. **nous devons exprimer nos sentiments de manière claire et directe :** pour communiquer de manière assertive, il est essentiel de ne pas "tergiverser" ; refuser les demandes qui ne nous conviennent pas ou pour lesquelles nous n'avons pas le temps n'est pas une erreur, l'important est de le faire savoir poliment, mais clairement. Par exemple, si un ami nous invite à aller au cinéma, mais que nous n'avons pas envie d'y aller, nous pouvons décliner l'invitation en le remerciant et en lui proposant de le voir une autre fois ;

**4. Refléchir sur ses propres sentiments**

Nous avons parfois l'impression que nous ne savons pas vraiment ce que nous ressentons. Si nous prenons le temps de nous isoler et de réfléchir à nos sentiments, nous pouvons donner une structure à nos émotions, mais pas seulement : nous pouvons nous sentir plus stables et, par conséquent, être capables de les gérer. Comprendre son univers émotionnel accroît la conscience que nous avons de nous-mêmes, un élément clé de la confiance en soi et de l'estime de soi. Une façon de mieux comprendre ce que l'on ressent à un moment donné de la journée est d'avoir à portée de main une **liste** contenant des définitions permettant d'identifier les émotions. La liste doit inclure toutes les émotions, des plus agréables (comme la joie, l'émerveillement, l'espoir, la compréhension, l'amusement) aux moins agréables (comme la tristesse, le dégoût, la colère, l'irritation, le chagrin et la frustration). Il faut toujours se rappeler que ce n'est pas parce qu'une émotion n'est pas agréable qu'elle est nécessairement négative. Comme nous l'avons dit à plusieurs reprises, les émotions telles que la peur ou la colère sont essentielles en cas de danger imminent, car elles déclenchent une urgence dans notre cerveau. Les émotions négatives peuvent être reconnues car elles sont peu utiles à l'organisme. "Une liste d'indices peut également aider à identifier ce que vous ressentez. Par exemple, une liste d'indices physiques et comportementaux de l'amour pourrait inclure : le sentiment d'excitation, d'affection ou de confiance ; l'accélération du rythme cardiaque ; l'envie de se serrer dans les bras ou de faire des câlins ; le besoin de dire ou d'entendre 'je t'aime'". [47]

Une fois que nous reconnaissons le sentiment général que nous éprouvons, il serait bénéfique de délier l'ensemble des émotions impliquées dans notre expérience émotionnelle. L'expression "être à la merci des émotions" signifie en réalité ressentir de nombreuses émotions en même temps (ou, en tout cas, en succession rapide). Il faut séparer toutes les émotions et essayer de les examiner une par une. Si, par exemple, lors d'une fête, le partenaire d'une personne parle à une autre personne en plaisantant et que cela provoque notre "colère", nous pourrions penser qu'il s'agit d'une seule émotion. Cependant, si nous l'examinons attentivement, nous nous rendons compte que la colère est due à une autre émotion, à savoir la "jalousie". La jalousie, à son tour, est une manifestation de la "peur" : peur de perdre l'autre personne, peur de ne pas être "égal" à l'autre personne, peur d'être abandonné. Il se peut que nous soyons en fait "en colère"

---

[47] Trudi Griffin, op. cit.

contre nous-mêmes, car notre partie la plus critique peut nous reprocher de croire que nous pouvons être aimés, malgré tous les aspects de notre caractère (même ceux que nous n'aimons pas). Nous pouvons également nous sentir "gênés" à l'idée que notre partenaire montre de l'attention à une autre personne en présence d'amis, plutôt qu'à nous, car les autres pourraient juger notre relation amoureuse sur la base de ce fait. Si nous prenons en considération toutes les émotions impliquées, et pas seulement les émotions apparentes, la raison de notre état d'esprit sera plus claire.

Nous devons agir de manière à ne pas nous laisser submerger par notre propre émotivité. Si, par exemple, notre partenaire nous a trahis par le passé, nous nous sentirons probablement plus justifiés de nous méfier lorsqu'il ou elle interagit avec d'autres personnes, même si cela semble innocent. À l'inverse, si normalement notre relation est stable et heureuse, il n'y a aucune raison d'avoir des préjugés à son égard. Pour être en mesure d'identifier ce que nous ressentons, nous **pourrions mettre nos émotions par écrit**. De cette façon, nous pourrions reconnaître ce qui provoque certaines émotions et, ainsi, trouver des moyens de les gérer. En outre, cet exercice pourrait nous aider à prendre note d'une émotion dès qu'elle se manifeste, au lieu de lui laisser le champ libre pour se développer et s'intensifier. Lorsque nous ignorons ou réprimons nos sentiments, ils ont tendance à s'aggraver et, à un moment donné, à exploser. La tenue d'un **journal**, comme nous l'avons vu dans d'autres chapitres, est un remède simple et fructueux pour noter toute humeur ou tout sentiment éprouvé à un moment donné et pour réfléchir aux raisons de son apparition. Le journal intime peut également être un bon outil pour apprendre à connaître et à accepter qui nous sommes. Il ne faut jamais juger ses émotions, même celles qui semblent mauvaises et négatives. Nous ne pouvons pas décider des émotions que nous ressentons, mais nous pouvons décider de les contrôler et d'y réagir. Nous devrions écrire chaque jour ce qui nous arrive, tous les événements ou expériences qui nous laissent "la bouche amère". Si, par exemple, nous avons mal réagi à un serveur qui nous a accidentellement renversé ce qu'il portait sur lui, nous essayons d'écrire ce que nous ressentons à ce sujet, mais sans juger personne. Nous ne devons jamais oublier que tout le monde fait des erreurs, pour les raisons les plus diverses du monde. Il ne s'agit pas d'une justification pour un mauvais comportement, mais plutôt d'un slogan à retenir chaque fois que nous faisons quelque chose que nous regrettons. Nous pouvons éprouver des regrets, mais nous ne devons jamais nous reprocher quelque chose, car nous risquons de rester focalisés sur le passé, au lieu de regarder vers l'avenir, au lieu de penser à nous améliorer.

Il faut être gentil avec soi-même, se pardonner en cas d'erreur et trouver un moyen de résoudre ou de remédier à la situation. Nous réfléchissons à la façon dont nous aimerions réagir à l'avenir dans des circonstances similaires, en essayant d'être honnêtes avec nous-mêmes, et nous écrivons dans notre journal : "J'ai grondé ce serveur et je n'aime pas ce comportement, parce que j'ai été impoli et je ne veux plus être comme ça avec personne. J'ai laissé ma colère et ma rage l'emporter, sans raison valable. La prochaine fois que j'irai dans ce club, je m'excuserai personnellement auprès de lui pour la façon dont je me suis comporté. Si un autre incident similaire se produit, je devrai me rappeler que tout le monde, y compris moi-même et ceux qui sont devant moi, fait des erreurs, et j'essaierai de parler avec gentillesse et compréhension. Tout comme nous devons assumer la responsabilité de nos actions, nous devons également assumer la responsabilité de nos émotions. Lorsque nous essayons de rendre les autres responsables de ce que nous ressentons à un moment donné, nous devons le reconnaître et l'admettre. Ce n'est que de cette manière que nous pourrons mieux contrôler nos émotions.

Plusieurs études ont montré que les personnes optimistes réagissent mieux au stress et vivent plus longtemps. Bien qu'il faille beaucoup de temps et d'entraînement pour apprendre à avoir **une vision plus optimiste** et **plus positive**, cela est essentiel pour améliorer sa **résilience aux émotions** et aux expériences problématiques de la vie. La première étape pour la construire est de mettre l'accent sur le positif. La plupart du temps, les gens ont tendance à se concentrer sur les aspects négatifs d'une situation, en négligeant complètement les aspects positifs. Nous répertorions tous les petits bonheurs de la journée, même les plus insignifiants, dans notre journal. La deuxième étape consiste à remplacer les expressions génériques et permanentes par des expressions plus accommodantes et circonscrites. Une phrase telle que "Tout cela ne sert à rien, je suis mauvais en maths, pourquoi dois-je devenir fou à étudier une matière dans laquelle j'échoue toujours ?" suppose que notre manque de compétence en maths est permanent et définitif, alors qu'il suffirait de changer de perspective, de s'engager et de s'entraîner. En outre, ce type d'attitude pourrait contribuer à la concrétisation de ce que nous pensons, puisque, nous attendant à l'échec, nous ne faisons même pas d'effort pour l'éviter. Par ailleurs, à l'approche d'un examen important, nous pourrions dire : "J'ai peur de ne pas être suffisamment préparé, mais je vais continuer à étudier et faire de mon mieux pour le réussir. Peut-être que je n'aurai pas une excellente note, mais l'important est que j'ai fait de mon mieux". En prononçant des phrases plus "délicates" et plus souples, nous sommes plus enclins à faire un petit effort supplémentaire pour poursuivre et atteindre notre objectif.

Certains concepts et idées irrationnels nous frappent et nous bouleversent de manière récurrente. Un peu comme les distorsions mentales, elles sont purement infondées, bien que de nombreuses personnes les croient vraies. Certaines idées préconçues sur nous-mêmes sont non seulement irréalistes, mais peuvent aussi nous empêcher de nous sentir bien et de vivre en paix. En voici quelques-unes :

a) "Pour être une personne de valeur, je dois être parfait dans tous les aspects de ma vie"

Nessuno può essere perfetto in tutto ciò che fa, non esiste nessuno standard di perfezione da rispettare, infatti, se seguiamo alla lettera un modello irraggiungibile, saremo destinati a vivere una vita piena di insoddisfazione e infelicità. Pertanto, cerchiamo di ambire a un ideale che per noi è importante, senza mai dimenticare che c'è un motivo per cui si chiama "ideale".

b) "Je dois être aimé et apprécié par tous ceux qui sont importants pour moi".

Chaque personne est unique et certaines ne sont tout simplement pas compatibles entre elles. Nous devons essayer d'être nous-mêmes, ce n'est que de cette manière que les gens pourront nous aimer pour ce que nous sommes (mérites et défauts compris). Essayer de plaire aux autres ne compromet pas seulement nos relations, mais nous rend également insatisfaits et malheureux.

c) "Les gens qui me traitent mal sont tous mauvais".

Comme nous l'avons dit à plusieurs reprises, tout le monde fait des erreurs. La plupart du temps, les gens ne se rendent même pas compte de la façon dont ils nous ont traités. Personne n'est infaillible et parfait, ni toujours "bon" ou toujours "mauvais".

d) "Je ne peux pas tolérer la frustration, les mauvais traitements ou le rejet".

Certaines personnes ne sont pas capables de supporter le moindre seuil de frustration. Par conséquent, ils perdent régulièrement leur emploi ou mettent en péril leurs relations personnelles parce qu'ils sont incapables de gérer les déceptions ou les échecs. Il faut essayer d'être respectueux envers les autres, en apprenant précisément à gérer ses émotions.

e) " Je dois m'inquiéter de tout ce qui est dangereux ou effrayant. ".

De nombreuses personnes croient que le fait de s'inquiéter peut résoudre leurs problèmes. Par conséquent, ils font tout leur possible pour chercher et trouver un sujet d'inquiétude. Le problème est qu'ils ne trouveront jamais la paix et la sérénité. Rappelons-nous que nous ne pouvons pas contrôler tout ce qui se passe, sauf notre façon d'agir et de réagir.

f) " C'est frustrant quand les choses ne se passent pas exactement comme je le voudrais. ".

Si quelque chose ne va pas, cela ne signifie pas que nous avons perdu notre but dans la vie et que nous ne réussirons jamais. Malheureusement (ou heureusement), nous ne pouvons pas prédire les choses à venir, si elles se produiront exactement comme nous l'avons imaginé, même dans un avenir immédiat.

Notre esprit, avec le temps et les expériences, peut développer certaines croyances, à tel point qu'elles deviennent ancrées et considérées comme "certaines". Si nous apprenons à reconnaître les préjugés que nous avons développés sur nous-mêmes, nous serons en mesure de les surmonter et de les changer. Voici quelques exemples :"L'infelicità è dovuta a forze esterne che non posso controllare".

Notre bonheur ne dépend pas des circonstances, mais de nous-mêmes. Le bonheur ne vient pas frapper à notre porte comme s'il était acquis ; le bonheur doit être choisi et cultivé jour après jour. Nous pouvons choisir de vivre comme la "cause" ou l'"effet" des situations, avec tout ce que cela implique.

a) " Il est plus facile d'éviter les difficultés et les responsabilités de la vie que de les affronte ".

Certes, il semble plus facile d'éviter une situation douloureuse que de l'affronter, mais elle restera sur la conscience jusqu'à ce que nous décidions de la surmonter. Toute expérience, qu'elle soit positive ou négative, constitue la base sur laquelle nous devons travailler et grandir.

b) " Puisque certaines choses ont contrôlé ma vie dans le passé, elles continueront à le faire dans le futur. ".

Si cette affirmation était vraie, alors nous serions prisonniers de nos choix passés et tout changement serait impossible. Pourtant, les gens changent tout le temps et parfois radicalement. Non seulement nous pouvons changer, mais nous avons aussi la possibilité d'être qui nous voulons, il suffit de croire en no

c) " Je peux être heureux en ne faisant rien, en prenant la vie comme elle vient. ".

Si cette affirmation était vraie, toutes les personnes riches ou aisées ne feraient rien de la journée. Or, ce n'est pas le cas, car le bonheur se construit à la sueur du front, par le sacrifice et la résilience. Croire que l'on peut être heureux sans rien faire est une moquerie. Pour se sentir satisfaits, les gens ont besoin d'être constamment stimulés et, métaphoriquement parlant, de "se salir les mains".

### 5. Apprendre les techniques de gestion des émotions

L'incertitude est un sentiment désagréable et inconfortable qui peut survenir tout au long de la vie et, par conséquent, il est nécessaire d'apprendre à l'accepter. L'incapacité à faire face à l'incertitude peut conduire à un état de peur et d'inquiétude permanentes, ce qui peut nous amener à trop compter sur les autres. Elle peut également nous empêcher d'agir et de réaliser toutes ces activités que nous considérons comme gratifiantes, par peur d'affronter l'échec. Ce n'est qu'en acceptant progressivement l'incertitude qu'il est possible de la tolérer et de la surmonter. Pour pouvoir l'accepter, nous pouvons prendre notre journal intime et y noter chaque fois que nous nous sentons anxieux et peu sûrs d'eux. Nous pouvons écrire ce qui se passait juste avant de ressentir ce sentiment et essayer de comprendre pourquoi nous avons réagi de cette manière et, plus précisément, ce que nous avons ressenti. En outre, nous pouvons dresser une liste de nos incertitudes et les classer par ordre décroissant, en plaçant les plus importantes en tête. Pour chacun d'entre nous, il y a des événements ou des situations inconfortables. Essayons de les classer et de les analyser. Qu'est-ce qui nous rend le plus anxieux ? Ces insécurités sont-elles fondées ? Ensuite, nous essayons de nous tester en commençant par les petites situations inoffensives, celles qui se trouvent plus bas dans la liste, et nous rapportons nos expériences dans le journal. Qu'est-ce qu'on en pense ? La situation a-t-elle pris la tournure que nous attendions ? Il faut toujours essayer de surmonter ses insécurités et, en commençant par les plus petites, il sera plus facile de prendre confiance pour affronter les plus grandes.

Pour nous faciliter la tâche, nous pourrions penser à quelques techniques de relaxation lorsque nous nous sentons particulièrement peu sûrs d'eux et en difficulté. Elles peuvent être différentes pour chaque personne, mais elles atténuent d'une certaine manière nos sentiments désagréables, par exemple :

- Écouter de la musique relaxante : "La British Academy of Sound Therapy a fait appel à la science pour établir une liste des chansons les plus relaxantes au monde, dont les auteurs sont des artistes tels que Marconi Union et Enya" [48];

- Pratiquer une activité calme et répétitive, comme nager, courir, tricoter et même se balancer dans un fauteuil à bascule ou un hamac ;

- Utilisez votre sens du toucher, en caressant votre chien ou votre chat : il a été démontré qu'en plus d'offrir un moyen de se concentrer sur ses sens, une interaction régulière avec un animal de compagnie peut réduire la dépression ;

[48] Trudi Griffin, op. cit.

- Se promener dans la nature, observer la beauté de l'environnement ;
- Prendre un bain ou une douche chaude : la chaleur détend et calme la plupart des gens ;
- Prendre du temps pour soi : se faire une manucure, une pédicure ou un masque de beauté, sortir au restaurant et commander ses plats préférés, prendre un bain de soleil dans le jardin, sont autant d'activités bénéfiques pour l'humeur et l'estime de soi.

Les gens ont besoin de l'affection produite par le contact physique. Le contact physique positif, en effet, "produit de l'ocytocine, une hormone puissante qui améliore l'humeur, soulage le stress et permet de créer des liens" avec d'autres personnes. Il existe des techniques qui permettent de se détendre précisément par le contact physique :

- Posez une main sur votre cœur : non seulement nous pouvons sentir les battements du cœur, mais nous pouvons également sentir la chaleur de notre propre peau ; essayons de percevoir le mouvement de la poitrine qui monte et descend pendant quelques minutes et répétons quelques mots ou phrases positives pendant que nous prêtons attention à ces sensations ;
- Faites-vous un câlin : croisez vos bras sur votre poitrine et posez vos mains sur la partie supérieure de vos bras, essayez de vous tenir et de vous enlacer, essayez de percevoir la chaleur de vos mains et la pression de vos bras, observez les sensations positives qui se créent ;
- Tenir notre visage dans nos mains : nous caressons notre visage avec nos doigts, nous sentons la chaleur de

nos mains sur notre visage et nous nous disons des mots doux et gentils.

Une façon d'éviter de se laisser submerger par ses émotions est de contrecarrer la réaction immédiate normale à une circonstance donnée. Il faut donc chercher des solutions qui donnent un nouveau sens à ce que nous vivons. Une façon de trouver un nouveau sens est de recadrer ses expériences personnelles. Par exemple, nous pouvons nous sentir tristes et abattus parce que nous ne sommes pas appréciés au travail. Vous ne pouvez pas effacer ou ignorer ce sentiment, mais vous pouvez essayer de recadrer l'épisode et le classer comme une expérience à partir de laquelle vous apprendrez à traiter avec les personnes plus arrogantes et susceptibles.

De nombreuses études ont montré que la méditation, et en particulier la méditation de pleine conscience, peut réduire l'anxiété et la dépression et améliorer la résistance au stress. **La méditation de pleine conscience**, si elle est pratiquée régulièrement, peut également vous aider à gérer vos émotions. Le mieux serait de suivre un cours ou, vu l'époque dans laquelle nous vivons, de s'inspirer des vidéos gratuites en ligne et d'apprendre par soi-même. Voici quelques conseils au cas où vous opteriez pour la seconde solution. Tout d'abord, vous devez trouver un endroit calme et confortable, sans distractions particulières. Ensuite, il faut s'asseoir sur une chaise à dossier dur ou debout sur le sol, sans cambrer le dos, sinon on risque de forcer sa respiration. L'étape suivante consiste à se concentrer sur un seul élément de votre respiration : il peut s'agir du son de l'air qui entre dans votre nez et sort de votre bouche, ou de l'expansion de vos poumons lorsqu'ils se remplissent d'oxygène. Il faut se concentrer sur l'un de ces aspects pendant quelques minutes en respirant profondément.

Ensuite, il faut étendre son attention pour inclure le reste du corps. Nous essayons de remarquer ce que nous ressentons à travers nos cinq sens. Essayons de ne pas juger ou de ne pas trop nous concentrer sur une seule sensation. Nous acceptons chaque pensée et chaque sensation telles qu'elles se manifestent. Nous prenons note de tout ce qui se passe sans porter de jugement. Si vous perdez votre concentration, vous devez ramener votre attention sur votre respiration. Le Mindful Awareness Research Center de l'UCLA (Université de Californie, Los Angeles) a mis à disposition des fichiers audio pour la méditation que les gens peuvent télécharger gratuitement. Il existe également des applications (gratuites ou payantes) disponibles pour les téléphones mobiles ou les tablettes qui proposent des séances de méditation guidée.

Le principe de la pleine conscience consiste à accepter l'expérience du moment présent, sans y résister ni la juger. Bien sûr, ce n'est pas aussi facile qu'il n'y paraît, mais en pratiquant et en se familiarisant avec les techniques de pleine conscience, il sera possible de les adopter de plus en plus facilement. Lorsque nous vivons une expérience émotionnellement forte, la répétition de quelques phrases peut nous aider. Nous pouvons le faire à voix haute ou dans notre tête, l'important est de le faire. Voici quelques exemples de phrases : "Ces sentiments ne sont pas éternels, ils passeront" ; "Mes pensées et mes sentiments ne sont pas définitifs, ils changent avec le temps" ; "Je ne dois pas agir sous le coup de l'émotion, je dois penser rationnellement" ; "Je suis bien en ce moment, même si la situation n'est pas la meilleure" ; "Les émotions vont et viennent, dans le passé j'ai été capable de les gérer et de les dominer" ; "Je suis plus fort que ce que je ressens en ce moment". Nous devons identifier ce que nous ressentons sans l'étiqueter comme quelque chose de "bon" ou de "mauvais". Si nous sommes en colère contre nous-mêmes pour la façon dont nous nous sommes comportés dans une certaine situation, nous devons chercher un moment pour nous réconcilier avec nous-mêmes et reconnaître notre sentiment, par exemple : "Je pense que je suis en colère contre moi-même parce que j'ai mal réagi à ma meilleure amie, alors qu'elle n'avait rien fait de mal. C'est juste une des pensées que je vais avoir aujourd'hui, puis ça passera". Nous devons exprimer à haute voix que nous acceptons ce que nous ressentons, de cette façon nous serons en mesure d'accepter toute émotion qui se présente, qu'elle soit agréable ou non. N'oubliez jamais que les émotions font partie de la vie et qu'elles seront toujours là. Il faut donc les observer, les accepter et, avec de la pratique, les gérer.

Parfois, bien que nous fassions de notre mieux pour contrôler nos émotions, nous continuons à nous sentir submergés et emprisonnés par ce que nous ressentons. Il est donc probable que la difficulté à gérer nos émotions dépende d'un problème plus profond et plus grave, peut-être lié à un traumatisme ou à un événement passé, ou qu'elle découle d'un trouble, comme la dépression. En travaillant avec un professionnel, un psychothérapeute par exemple, il sera plus facile d'identifier les schémas mentaux qui régissent nos pensées et de les remplacer par de nouveaux schémas utiles pour traiter ce que nous ressentons. Nous devons **dissiper ce mythe** selon lequel seuls les "fous" et les personnes ayant subi des déceptions amoureuses consultent un psychothérapeute. Non seulement ces étiquettes sont nuisibles, mais elles ne représentent même pas la réalité. Il existe de nombreuses raisons pour lesquelles une personne ressent le besoin de se **confier à un psychologue** : insécurités, crises existentielles, problèmes avec ses parents ou, plus simplement, le besoin de se comprendre soi-même. Il est certain que le soutien et l'aide de la famille et des amis sont essentiels en cas de besoin. Cependant, bien que le soutien social ait son importance, il arrive que l'on rencontre des problèmes qui nécessitent l'intervention d'un professionnel spécialisé. "Un conseiller ou un thérapeute expérimenté peut donner des conseils fondés sur des techniques scientifiques et des observations "extérieures". Il peut également aider le patient à déterminer si un traitement est nécessaire pour combattre des troubles tels que la dépression ou l'anxiété". [49] Certaines personnes, peut-être honteuses, pensent qu'elles peuvent faire face à leurs émotions seules. C'est une idée plutôt dangereuse, surtout en présence de graves problèmes psychologiques, comme la dépression et les crises de panique, qui affaiblissent physiquement les personnes. En nous adressant à un psychothérapeute, nous recevrons non seulement le soutien dont nous avons besoin pour gérer et contrôler nos émotions, mais nous nous montrerons également que nous aimons et respectons la personne que nous sommes. Nous essayons d'en parler à notre médecin généraliste pour qu'il nous recommande un professionnel, ou nous pouvons nous tourner vers le psychologue ASL ou en contacter un privé.

Réfléchissons à ce que seront nos réactions dans cinq ans. Si nous commençons à travailler sur nos émotions dès aujourd'hui, nous aurons certainement appris à les accepter et à mieux les gérer. Nous serons fiers d'avoir réussi, malgré les obstacles et les "rechutes". Nous aurons fait preuve d'une forte détermination et, surtout, de résilience. Ne tardons pas, ne

---

[49] Trudi Griffin, op. cit.

tergiversons pas, faisons notre choix maintenant. Lorsque nous nous rendons compte que notre état d'esprit change, nous essayons de prendre de la distance et de respirer profondément, de nous détendre et de réfléchir aux actions ou aux paroles qui nous ont contrariés. Nous essayons d'imaginer une autre façon de gérer la situation. Indépendamment de ce que nous choisissons de faire, de la façon dont nous réagissons, il est important de continuer à prendre note de ce que nous ressentons. Ce n'est pas parce que nous ne ressentons pas une émotion qu'elle existe. Parfois, l'émotion que nous pensons ressentir est le résultat d'un ensemble d'émotions toutes emmêlées. Nous essayons d'être compréhensifs et de ne pas tirer de conclusions hâtives lorsque quelque chose ne va pas chez une personne. Nous ne sommes pas toujours la cause du malaise des autres. Cette personne aura probablement eu une mauvaise journée ou sera particulièrement stressée par son travail. Enfin, rappelez-vous que tout le monde éprouve des émotions, qu'il n'y a pas de "bonnes ou mauvaises" émotions, seulement des émotions agréables et moins agréables. Nous ne pouvons pas éviter leur apparition, mais nous pouvons décider de la manière de réagir et d'agir.

# Conclusion

La résilience est la capacité d'une personne à résister au stress, à réagir positivement et à réorganiser sa vie et ses habitudes malgré l'adversité. Les mécanismes de résilience sont présents chez tous les individus, bien qu'ils soient conditionnés par des **facteurs externes** (tels que l'environnement et les relations interpersonnelles) et **internes** (tels que la personnalité et le caractère), et se développent tout au long de la vie. Si la résilience est d'abord quelque chose d'instinctif dans l'enfance, elle devrait avoir évolué à l'âge adulte pour devenir plus forte et plus présente dans la vie quotidienne des gens. Cependant, la capacité à mettre en œuvre la résilience dépend en grande partie de la conception que les gens ont d'eux-mêmes, du monde extérieur et des personnes qui les entourent. D'autre part, alors que pour certaines personnes, la réponse résiliente se déclenche presque automatiquement, pour d'autres, les mécanismes de résilience sont rarement activés, précisément en raison de la mauvaise opinion qu'elles ont d'elles-mêmes ("je suis un raté", "je ne suis bon à rien", "je ne peux pas m'en sortir", etc.), de la vision qu'elles ont des autres ("les autres sont meilleurs que moi", "les autres peuvent travailler plus vite", etc.

Par conséquent, pour mettre en œuvre la résilience, il est nécessaire de changer son **attitude** envers soi-même, les autres et le monde. Il ne s'agit pas d'adopter une attitude excessivement optimiste et positiviste, mais plutôt de maintenir une attitude réaliste qui permet de s'adapter à la réalité de manière constructive et consciente. Cette adaptation doit être réalisée de manière à considérer les événements négatifs et traumatiques comme des **défis** ou des **opportunités**, dont on peut tirer des enseignements utiles pour sa croissance personnelle et pour améliorer sa vie. Les actions nécessaires pour mettre en œuvre la résilience et la renforcer peuvent varier d'une personne à l'autre, car elles sont étroitement liées à la situation, à l'environnement et au contexte social dans lesquels chacun vit. En fait, les compétences et les méthodes nécessaires pour surmonter un événement négatif donné peuvent être différentes de celles utilisées pour surmonter un autre type d'événement négatif, peut-être plus critique et plus grave (comme un diagnostic de cancer, une catastrophe naturelle ou un deuil).

Tout au long de ce livre, nous avons observé que la résilience est ancrée dans tous les aspects de notre vie, dans les défis quotidiens (comme la gestion du stress, de la procrastination et des émotions) et dans les moments désagréables et difficiles de la vie (comme la gestion des traumatismes et des dépendances). Si elle est bien entraînée et développée, la résilience peut améliorer considérablement la qualité de notre vie et influer sur notre bonheur. Avant de la mettre en œuvre, nous devons travailler sur nos habitudes et nos pensées, notamment les négatives et destructrices, et renforcer les ressources mentales dont nous disposons. Par ressources mentales, nous entendons toutes ces forces intérieures qui peuvent influencer positivement notre vie, telles que la **détermination**, la **compassion**, le **calme**, la **gratitude**, **l'autodiscipline**, la **confiance** en soi, le **courage** et la **générosité**. Ce n'est que grâce à ces forces intérieures et à leur consolidation qu'il est possible d'être résilient.

Certains spécialistes du domaine recommandent la pratique de ***la pleine conscience*** pour favoriser et entraîner sa résilience. Cette pratique consiste en la capacité de se concentrer dans le présent et de prendre du recul par rapport à ses pensées, en les observant sans les juger et en les considérant pour ce qu'elles sont, c'est-à-dire des produits de l'esprit. La pratique de la *pleine conscience* est dérivée des techniques de méditation utilisées dans le bouddhisme. En effet, la méditation est un outil simple mais puissant qui nous permet de prévenir et d'atténuer les soucis, l'anxiété et même la dépression. Souvent, lorsque ces maux surviennent, les experts suggèrent de pratiquer la méditation, les techniques de relaxation et le yoga pour favoriser le bien-être du corps et de l'esprit. Cela permet non seulement d'accroître la vigilance, mais aussi d'améliorer la concentration, la coordination, l'équilibre et la maîtrise de soi.

Tout commence dans l'esprit, le lieu des pensées rationnelles, des impulsions et de tout ce que nous sommes et devenons. Dans ce livre, nous avons vu que, dans certaines circonstances et situations, de nouvelles cellules cérébrales et, par conséquent, de nouveaux neurones peuvent se développer et accroître les activités au sein de notre cerveau. Grâce à la plasticité cérébrale, le cerveau peut changer ou s'adapter tout au long de notre vie. Grâce à la plasticité du cerveau, nous pouvons changer nos pensées, nos dépendances et donc, nos habitudes. Comme l'écrit Magrini dans son livre :

"La psychologie et la médecine nous enseignent que notre chemin dans la vie dépend de trois facteurs cruciaux : la façon dont nous gérons les défis, protégeons nos vulnérabilités et mettons en valeur nos ressources. Ces facteurs sont situés à trois endroits : le monde, le corps et l'esprit. [...] Chacun a son importance, mais l'amélioration des ressources mentales a un impact unique sur nos vies." [50]

Nous sommes les architectes de nos vies et, plus merveilleusement encore, de nos cerveaux. Agir sur l'esprit, c'est changer sa façon de voir les choses, s'enrichir, entraîner et renforcer sa résilience. Travailler sur la résilience intérieure signifie également améliorer son bien-être intérieur. En effet, elle aide non seulement les gens à surmonter les difficultés ou à se remettre d'un deuil ou d'un traumatisme, mais elle favorise également "le contentement, un profond sentiment de bonheur, d'amour et de paix". Et le système se nourrit de lui-même : en intériorisant les expériences de contentement, nous renforçons nos ressources intérieures et devenons de plus en plus résilients. L'épanouissement et la résilience se renforcent mutuellement dans un cercle vertueux." [51] En bref, si nous décidons de cultiver cette graine que chacun garde en soi, si nous décidons de lui accorder toute l'attention qu'elle mérite, cette grande fleur qui s'épanouira nous rendra plus forts, plus sereins et plus heureux.

Être résilient, c'est être un peu comme le **bambou** qui, face aux intempéries et à l'adversité, "plie, mais ne rompt pas". Même si certaines rafales de vent ou des pluies torrentielles peuvent le secouer et le frapper au cœur, il reviendra toujours à sa position initiale, encore plus fort et plus déterminé qu'avant. La guérison intérieure prend du temps et de la patience, et même si le vent ou la tempête peuvent être forts et nous submerger, nous ne devons pas avoir peur de les affronter, car nous pouvons être flexibles, mais résistants. Dans les régions

[50] Marco Magrini, op. cit

[51] Marco Magrini, op. cit.

chinoises, le bambou est l'un des quatre nobles[52], l'espèce la plus spéciale et la plus symbolique de la culture orientale. Chacun représente une saison et, en particulier, le bambou représente la beauté, la force et la vigueur de l'été. Bien que le bambou soit taillé et éprouvé par le temps, il repoussera plus fort qu'avant. Certaines espèces de bambou, en effet, ont la particularité de croître à un rythme exorbitant. Par exemple, certaines variétés, comme le Guadua ou le Moso, peuvent pousser jusqu'à 25 centimètres par jour en phase de croissance, mais il existe des enregistrements d'autres espèces poussant même plus d'un mètre par jour.

La nature est très souvent notre meilleure source d'inspiration. La société au rythme effréné dans laquelle nous vivons aujourd'hui nous pousse à courir constamment et à ne regarder que dans une seule direction, alors que tout autour de nous, il y a tant de détails colorés qui pourraient améliorer nos vies. Nous oublions d'accorder l'importance qui convient aux choses et, surtout, aux personnes. Nous nous sommes habitués à l'immédiateté, à la notification qui nous avertit d'un message ou d'une nouvelle, qui peut avoir fait le tour du monde en moins d'une minute. Nous avons la capacité d'avoir tout et tout de suite et, par conséquent, nous voulons tout et tout de suite : nous voulons guérir le plus vite possible, nous voulons tout résoudre rapidement, en oubliant que, parfois, le corps a besoin de temps pour récupérer, pour retrouver de l'énergie et de la vitalité au milieu de ces rythmes exigeants. Être comme le bambou, c'est être patient, c'est se donner le temps de traiter et de récupérer (le bambou met environ 7 ans à germer). Être comme le bambou, c'est aussi se rappeler que vous avez le droit de grandir et d'atteindre vos propres

---

[52] Il fiore di susino, l'orchidea, il bambù e il crisantemo

objectifs. Le bambou peut pousser en groupe ou seul, il peut naître dans différentes régions de la planète et peut même atteindre 40 mètres de hauteur. Il peut créer des forêts denses ou se dresser comme une colonne imposante, avec un tronc de près d'un mètre de diamètre. Quelle que soit sa croissance ou sa disposition, un aspect ne change jamais : sa résilience et sa flexibilité. C'est une plante qui a subi de puissants tremblements de terre, mais qui a toujours résisté. Certaines circonstances ou situations peuvent nous mettre des bâtons dans les roues et nous empêcher de poursuivre un objectif. Cependant, il ne faut pas s'en vouloir, il faut évaluer la situation et trouver la meilleure solution pour reprendre le chemin du succès. Comme nous l'avons vu, l'échec est normal, tout le monde échoue, l'important est de réagir et de persister.

Être comme le bambou signifie avoir une attitude résiliente face à la vie et, surtout, face aux difficultés. Cela signifie qu'il faut accepter que l'adversité puisse parfois nous toucher et même nous " plier ". Cependant, lorsque notre attitude est forte, lorsque notre résilience est épaisse, nous pouvons progressivement revenir à notre position initiale, avec quelques cicatrices de plus et extrêmement satisfaits de la personne que nous sommes devenus.

# Bibliographie e Sitographie

## <u>BIBLIOGRAPHIE</u>


- Viktor Emil Frankl, "Lo psicologo nei lager", Verlag für Jugend und Volk, 1946.

- Kenneth Ginsburg, "Building resilience in children and teens", American Academy of Pediatrics, 2011.

- Marco Magrini, "Cervello. Manuale dell'utente: Guida semplificata alla macchina più complessa del mondo", Giunti Editore, 2017.

- Steven Pinker, "Come funziona la mente", Castelvecchi Editore, 2013.

- Santiago Ramón y Cajal, "Advice for a young investigator", A Bradford Book, The MIT Press, 1897.

- Michael E. Kerr e Murray Bowen, "La valutazione della famiglia. Un approccio terapeutico basato sulla teoria boweniana", Astrolabio Ubaldini, 1990.

- Charles Duhigg, "Il potere della abitudini", Tea, 2014.

- Stephen Guise, autore del libro Mini Habits, CreateSpace Independent Publishing Platform, 2013.

- James Clear, "Atomic Habits: An Easy & Proven Way to Build Good Habits & Break Bad Ones", Avery, 2018.

- Neil Fiore, "A Strategic Program for Overcoming Procrastination and Enjoying Guilt-Free Play", Jeremy P. Tarcher, 2007.

- Paul J. Meyer "Attitude Is Everything: If You Want to Succeed Above and Beyond", The Leading-Edge Publishing Co, 2006.

- Gardner Lindzey, Richard F. Thompson, Bonnie Spring, "Psicologia", Zanichelli, 1991.

## SITOGRAPHIE

- Antonio Guadagno, "Introduzione al concetto di Resilienza", in

<https://www.seneta.it/2018/11/introduzione-al-concetto-di-resilienza/>, 17 novembre 2018.

- Simona Cresti, Accademia della Crusca, "L'elasticità di resilienza", in https://accademiadellacrusca.it/it/consulenza/lelasticita-di-resilienza/928>, 12 dicembre 2014.

- Andrea Beltrama, "Aiuto, la resilienza ci ha circondato", in <https://www.rivistastudio.com/resilienza/>, 15 ottobre 2018.

- Ilaria Randi, "Resilienza: Come Metterla in Pratica?", in <https://www.my-personaltrainer.it/benessere/resilienza.html>, 6 febbraio 2020.

- Giornale State of Mind, "Trauma - Esperienze Traumatiche", in <https://www.stateofmind.it/tag/trauma-esperienze-traumatiche/>.

- Lavorare a Scuola, "Nuove metodologie didattiche: il Problem Solving", in <https://www.lavorareascuola.it/problem-solving/>, 9 giugno 2017.

- Ilaria Randi, "Coping: Cos'è e A Cosa Serve", in <https://www.my-

personaltrainer.it/benessere/coping.html>, 2 novembre 2020.

- Severino Cirillo, "Empatia: cos'è e perché non devi ignorarla per avere successo nella vita", in <https://www.efficacemente.com/relazioni/empatia/>, 24 gennaio 2019.

- Angelini Pharma, "Principali strutture del cervello", in <https://www.angelinipharma.it/aree-terapeutiche/salute-mentale/il-cervello/>.

- Fondazione Patrizio Paoletti, "Come reagiamo alle difficoltà? Il cervello resiliente. Parte II", In <https://fondazionepatriziopaoletti.org/blog/come-reagiamo-alle-difficolta-il-cervello-resiliente-parte-ii/>, 26 giugno 2011.

- Dott. Duccio Baroni, "Come combattere lo stress", in <https://www.ipsico.it/news/come-combattere-lo-stress/> , 5 febbraio 2019.

- Dott.ssa Beatrice Corsale, "Come cambiare il pensiero negativo in pensiero positivo?", in <https://www.psicologoansia.com/pensiero-positivo-negativo/>.

- La Mente è Meravigliosa, "Sentirsi dei falliti: un'emozione dolorosa", in <https://lamenteemeravigliosa.it/sentirsi-dei-falliti-unemozione-dolorosa/>, 16 luglio 2019.

- Andrea Giuliodori, "Il segreto per non procrastinare", in <https://www.efficacemente.com/no-procrastinazione/non-procrastinare/>, 1° dicembre 2018.

- Focus, Elisabetta Intini, "Psicologia Come smettere di procrastinare, in 7 passi", in <https://www.focus.it/comportamento/psicologia/come-smettere-di-procrastinare-in-7-passi>, 8 marzo 2018.
- Dr.ssa G. De Palma, "Sappiamo cos'è una dipendenza?", in <https://www.grazianadepalma.it/sappiamocoseunadipendenza/>.

- Jennifer Delgado Suárez "Elenco di emozioni e sentimenti", in <https://angolopsicologia.com/emozioni-e-sentimenti/>.

- Trudi Griffin, "Come Imparare a Controllare le Tue Emozioni", in <https://www.wikihow.it/Imparare-a-Controllare-le-Tue-Emozioni#:~:text=Controllare%20le%20proprie%20sensazioni%20non,come%20faresti%20con%20un%20termostato.>.

Printed in France by Amazon
Brétigny-sur-Orge, FR

16337760R00087